39.80   K 12)

18)

D 15

D1617783

Erkrankungen der Lungen und Bronchien im Kindesalter

Von

Hans Wissler

92 Abbildungen und 3 Tabellen

1972

Georg Thieme Verlag Stuttgart

Prof. Dr. H. WISSLER
Spezialarzt für Kinderkrankheiten
CH-8008 Zürich
Mühlebachstraße 43

Diejenigen Bezeichnungen, die zugleich eingetragene Warenzeichen sind, wurden nicht besonders kenntlich gemacht. Es kann also aus der Bezeichnung einer Ware mit dem für diese eingetragenen Warenzeichen nicht geschlossen werden, daß die Bezeichnung ein freier Warenname ist. Ebensowenig ist zu entnehmen, ob Patente oder Gebrauchsmuster vorliegen.

Alle Rechte, insbesondere der Vervielfältigung sowie der Übersetzung, vorbehalten. Kein Teil des Werkes darf in irgendeiner Form (durch Photokopie, Mikrofilm oder ein anderes Verfahren) ohne schriftliche Genehmigung des Verlages reproduziert oder unter Verwendung elektronischer Systeme verarbeitet, vervielfältigt oder verbreitet werden.

© Georg Thieme Verlag, Stuttgart 1972 – Printed in Germany – Satz und Druck: Lauk, Altensteig.

ISBN 3 13 486101 1

Inhaltsverzeichnis

Einleitung

Auf manchen Spezialgebieten der Kinderheilkunde besteht eine fühlbare Lücke zwischen Lehr- und Handbüchern. Die lehrbuchmäßige Darstellung, vom didaktischen Gesichtspunkt bestimmt und das ausgedehnte Gebiet der Pädiatrie auf beschränktem Raum behandelnd, muß auf vieles verzichten und manche wünschenswerte Auskunft schuldig bleiben. Das Handbuch, auf Vollständigkeit ausgerichtet, ist schwerfällig und wegen seines Preises meist nur in den Kliniken und nicht auf dem Bücherbrett des Praktikers zu finden. Daß ein Bedürfnis besteht nach Ergänzung durch etwas, was dazwischen liegt, zeigen zwei amerikanische Bücher: „Disorders of the respiratory tract in children", ein Vielmännerbuch, herausgegeben von KENDIG (5), das den ganzen Respirationstrakt berücksichtigt, und, weniger gut gelungen, jenes von LEVINE u. MASCIA „Pulmonary diseases and anomalies of infancy and childhood".

Die vorliegende Monographie ist für den Arzt in der Praxis gedacht, Pädiater oder Allgemeinmediziner. Indessen wurde auch das Gesichtsfeld der Klinik weitgehend miteinbezogen; obwohl deren Krankengut von jenem des Praktikers stark abweicht, soll doch auch das, ja gerade das beschrieben werden, was man in der Sprechstunde nicht jeden Tag sieht.

Der Schwerpunkt der Darstellung liegt beim klinischen Bild und seiner Ergänzung durch Röntgenbefunde und einfache Laboruntersuchungen. Kurze pathogenetische und pathophysiologische Erläuterungen waren aber doch öfters notwendig. Die Literaturangaben sollen dem Leser zeigen, wo er weitere Auskünfte finden kann. Etwas ausführlicher wurden sie dort gehalten, wo es um neuere Probleme geht und eine einläßlichere, wenn auch keineswegs vollständige Dokumentation wünschenswert erschien.

Der Titel „Erkrankungen der Lungen und der Bronchien im Kindesalter" ist insofern etwas zu eng gefaßt, als auch Pleura und Mediastinum miteinbezogen sind, jedoch nur als Randgebiete.

Eine wirklich befriedigende Gruppierung des Stoffes gibt es nicht. Die Hauptaufteilung nach Organen – Bronchien, Lungen, Pleura – liegt auf der Hand. Im weiteren konnten teilweise ätiologische und pathogenetische Gesichtspunkte berücksichtigt werden. Es blieben aber noch eine Reihe nicht weiter klassifizierbarer Krankheitsbilder. – Seltene Krankheiten sind, sofern sie nicht bloß Sammelwert haben, kurz besprochen, ohne Anspruch auf Vollständigkeit. – Zustände, bei denen die Lungenveränderungen lediglich Symptom einer bekannten Hauptkrankheit sind, blieben außer Betracht, wie etwa das Lungenödem bei Herzkrankheiten.

Die Darstellung gründet sich in erster Linie auf meine persönliche Erfahrung als Sanatoriumsarzt, als praktizierender Pädiater und als Konsiliarius der Zürcher Universitäts-Kinderklinik, deren Krankengut mir uneingeschränkt zur Verfügung stand. Hierfür und auch für sonstige Förderung dieser Arbeit bin ich Herrn Professor A. PRADER zu Dank verpflichtet. Seine Mitarbeiter leisteten mir wertvolle Hilfe auf mir weniger vertrauten Spezialgebieten, insbesondere der Leiter der Röntgenabteilung, Herr PD Dr. A. GIEDION. Das Bildmaterial stammt zum größten Teil aus dem Röntgenarchiv der Klinik. Außerdem aber hat mir Herr Dr. H. MEYER, Chefarzt der Hochgebirgskinderheilstätte Pro Juventute in Davos, meiner früheren Wirkungsstätte, in freundlicher Weise eine Reihe wichtiger Bilder zur Verfügung gestellt.

Allgemeines

Untersuchungsmethoden

Klinische Untersuchung

Trotz erheblich erweitertem technischem Arsenal hat die klinische Untersuchung ihre große Bedeutung behalten. Sie lenkt in den meisten Fällen das Augenmerk auf das Vorliegen einer Erkrankung der Luftwege. Nur ausnahmsweise werden pathologische Befunde zufällig, etwa bei einer Routineröntgenuntersuchung, entdeckt. Sie kann auch viele Informationen liefern, die auf andere Weise nicht zu erhalten sind.

Inspektion

Die Beachtung der Gesichtsfarbe kann bereits einen Hinweis geben. Eine leichte Zyanose sieht man am besten in der perioralen Gegend, höhere Grade fallen sofort auf. Sie kann pulmonal oder kardiovaskulär bedingt sein. Die Atemfrequenz ist bei den meisten entzündlichen Erkrankungen, aber auch bei sonstiger Einschränkung der Atemfläche erhöht. Sie wird beim ruhig daliegenden, noch besser beim schlafenden Kind gezählt.

Mittlere Werte:

Neugeborenes	unter 60
junger Säugling	35 – 50
Ende 1. Jahr	25 – 35
5. Jahr	20
10. Jahr	18

Bei der Betrachtung des Thorax ist neben der Form (Symmetrie, allfällige Deformitäten) vor allem darauf zu sehen, ob die Atembewegungen symmetrisch sind. Sie können besser sichtbar gemacht werden durch Auflegen der Hände, zuerst auf die vorderen, dann auf die seitlichen Thoraxpartien. Im weiteren ist auf die Zeichen angestrengter Atmung, der Dyspnoe, zu achten. Bei den leichtesten Formen sowie auch beim Schreien sieht man Einziehungen im Jugulum. Es folgen Einziehungen im epigastrischen Winkel und bei höheren Graden in den Interkostalräumen, besonders beim Säugling. Die Mitbeteiligung der auxiliären Atemmuskulatur sieht man am besten an der Anspannung der Kopfnicker. Zeichen der Hypoxie, des Lufthungers, sind Nasenflügelatmen (manchmal ein Frühsymptom der Pneumonie), Pulsbeschleunigung, Tachypnoe, Ängstlichkeit und Zyanose. Diese Symptome können aber auch mit Ausnahme der Zyanose durch hohes Fieber, Schmerzen (besonders abdominelle) und Angst bedingt sein. Bei Reizzuständen der Pleura (z. B. bei Pneumonie) kann die Atmung stoßend sein.

Zu beachten sind auch Finger und Zehen („die Untersuchung der Lungen beginnt an den Fingerspitzen"): Trommelschlegelfinger und deren leichtere Variante, die Uhrglasnägel, zeigen meist eine Hypoxie an, doch ist ihre Pathogenese nicht geklärt. Sie können manchmal einen Hinweis auf eine bronchopulmonale Erkrankung geben, wenn andere Zeichen fehlen (vgl. Abb. 23).

Physikalische Untersuchung

Sie hält sich an die aus der inneren Medizin bekannten Regeln. Für das Kindesalter sind folgende Punkte zu beachten: Bei der Perkussion ist das Kind so zu halten, daß die Wirbelsäule gerade verläuft. Die Leberdämpfung tritt beim Kind wesentlich stärker hervor als beim Erwachsenen, so daß die Beurteilung der hinteren unteren Partien oft recht schwierig ist. Mindestens so wichtig wie Dämpfungen ist der Nachweis einer Lungenblähung, die sich durch Tiefstand der Lungengrenzen anzeigt und durch das Verschwinden der Herzdämpfung, zuerst der absoluten, dann auch der relativen. Es ist oft schwierig festzustellen, ob eine Dämpfung vorliegt oder eine Blähung der Gegenseite. Die Auskultation hat ihre besonderen Tücken. Das Schreien stört bei etwas älteren Kindern, ist aber beim Säugling willkommen, weil die Atmung in Ruhe sehr oberflächlich ist. Beim schreienden Kind ist nur die Beurteilung der Inspiration möglich. Bei starker Bronchophonie erklingt das Schreien auf der erkrankten Seite dem Ohr näher. Das Atemgeräusch ist beim Kind normalerweise wesentlich lauter als beim Erwachsenen („pueriles Atmen"). Es entspricht etwa dem, was man als verschärftes Atmen bezeichnen würde. Am meisten Aussagekraft haben Differenzen beider Seiten, die aber nur exakt feststellbar sind, wenn das Kind gerade gehalten wird. Typisches Bronchialatmen wird relativ selten gehört, viel eher noch die allerdings nur beim älteren Kind feststellbare verstärkte Bronchophonie. In bezug auf die verschiedenen Qualitäten der Nebengeräusche sei auf die entsprechenden Leitfäden der inneren Medizin verwiesen.

Sputumuntersuchung

Vor dem 5. Jahr geben die Kinder meist kein Sputum ab. Magenspülwasser als Ersatz kann nur für die Untersuchung auf Tuberkelbakterien verwendet werden. Oft versucht man, aus den Ergebnissen von Rachen- oder Larynxabstrichen Schlüsse auf die Flora in den tieferen Luftwegen zu ziehen. Das ist nur unter seltenen Umständen angängig (Neugeborene, Pseudomonasinfektion). Der Trachealkatheter kann zuverlässiges Material zutage fördern. Mit der nötigen Übung kann ein Herzkatheter unter Röntgenkontrolle zur Sekretgewinnung bis an ein Lungeninfiltrat herangeschoben werden (10).

Röntgenuntersuchung

Gute Röntgenbilder beim kleinen Kind, das die Atmung nicht anhalten kann, setzten kurze Expositionszeiten voraus. Bei der Beurteilung ist zu beachten, daß die Bilder bei diesen Kindern in einer mittleren Atemlage aufgenommen sind und nicht wie beim älteren Kind und beim Erwachsenen in forcierter Inspiration. Werden bei älteren Kindern, die ihre Atmung schlecht beherrschen, Bilder in Exspirationsstellung aufgenommen, so kann das zu groben Täuschungen führen, indem etwa versehentlich eine Stauungslunge oder infiltrative Prozesse diagnostiziert werden, die dann auf einem Bild in Inspiration nicht mehr zu sehen sind. Der Zwerchfellstand ist also immer genau zu beachten. Besonderheiten des kindlichen Lungenbildes: Das Mediastinum erscheint besonders beim jungen Kind wesentlich breiter als später. Der Grund hierfür liegt im Thymusschatten. Die Lungengefäßzeichnung ist stets sehr deutlich zu sehen und in den Unterfeldern, besonders in den medial gelegenen Partien stärker ausgebildet als in den übrigen Teilen, weil die Lungen hier den größten Sagittaldurchmesser haben. Die Beurteilung der Hilusschatten, die viel zu reden geben, braucht einige Übung. Der rechte Hilus ist im allgemeinen gut zu sehen und hat die bekannte Schmetterlingsform. Wegen des breiteren Mediastinums erscheint der linke Hilusschatten in der Regel viel kleiner und ist oft nur andeutungsweise zu sehen.

In vielen Fällen muß die gewöhnliche sagittale Aufnahme durch eine seitliche (frontale) ergänzt werden. Diese erlaubt eine genauere Erkennung von Form und Lage einer pathologischen Veränderung und läßt insbesondere erkennen, ob sie einem Segment oder einem Lappen entspricht.

Die *Durchleuchtung* ist aus Strahlenschutzgründen etwas in Mißkredit geraten. In gewissen Fällen ist sie aber unentbehrlich, insbesondere wenn es gilt, eine einseitige Bronchialobstruktion zu erkennen. Das Mediastinalwandern (Holzknecht-Jacobsonsches Phänomen) und die ungleiche Beweglichkeit der Zwerchfelle geben da sehr wertvolle Hinweise (s. S. 66).

Die *Hartstrahltechnik* kann die Trachea besser zur Darstellung bringen und zusätzliche Auskünfte geben bei Krankheitsprozessen im Mediastinum sowie innerhalb des Herz- und des Zwerchfellschattens.

Die *Tomographie* hat auch beim Kind dort ihren Platz, wo es gilt, überlagerte Partien darzustellen (z. B. Hiluslymphknoten, kleine Höhlen in großen Infiltraten usw.). Es ist aber zu bedenken, daß wegen der notwendigen kurzen Expositionszeiten der Pendelwinkel klein gehalten werden muß, was eine entsprechend größere Schichtdicke zur Folge hat. So ergibt sich (11):

Pendelwinkel	5 Grad	10 Grad	30 Grad
Schichtdicke	7,5 cm	3,8 cm	1,2 cm
Ablaufzeit	0,2 Sek.	0,37 Sek.	1,0 Sek.

Bei Pendelwinkeln von 10 Grad und weniger spricht man von Zonographie.

Die *Kymographie* wird beim Kind nur selten angewendet. Sie erlaubt es, bei der Beurteilung des Mediastinums zu erkennen, ob bestimmte Strukturen an der Pulsation teilnehmen oder nicht.

Die *Bronchographie* dient in erster Linie zur Erkennung von Bronchiektasen oder anderen gröberen Deformationen des Bronchialbaums. Sie kann aber auch helfen, Lagebeziehungen aufzuklären und beispielsweise die Schrumpfung oder Überblähung eines Lungenlappens genau festzuhalten.

Die *Angiographie* hat ein beschränktes Anwendungsgebiet. Sie wird herangezogen zur Feststellung von Veränderungen in der Gefäßversorgung, z. B. zur Erkennung von Hypoplasien oder von arteriovenösen Aneurysmen.

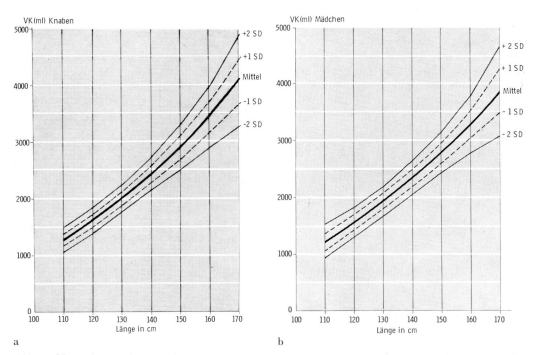

Abb. 1   Normalwerte der Vitalkapazität, bezogen auf die Körperlänge. a) Knaben, b) Mädchen (aus G. POLGAR, V. PROMADHAT: Pulmonary function testing in children: techniques and standards. Saunders, Philadelphia 1971)

Lungenfunktionsprüfung

An Verfahren zur Lungenfunktionsprüfung (9) steht heute in den Zentren der inneren Medizin und in einigen spezialisierten pädiatrischen Laboratorien ein ganzes Arsenal zur Verfügung (15). Während man von den einfachen Tests ziemlich oft Gebrauch macht, kommen die komplizierteren Verfahren beim Kind nur für seltene Fälle in Betracht.

Einfache Lungenfunktionstests: Die am meisten gebrauchte Untersuchung ist wohl jene der Vitalkapazität. Sie setzt die Mitarbeit des Kindes voraus und kann erst etwa ab 7. Jahr durchgeführt werden. Eine weitere Schwierigkeit besteht in der Beschaffung von Normtabellen. Wir geben hier jene von POLGAR u. PROMADHAT (15) wieder (Abb. 1). Als zuverlässigste Bezugsgröße hat sich die Körperlänge erwiesen. Was innerhalb der doppelten Standardabweichung (2 SD) liegt, ist als normal zu betrachten. Die Streubreite des Normalen ist recht groß, so daß nur stark pathologische Veränderungen sicher erkannt werden können. Ein ebenfalls einfacher Test, der mit großer Sicherheit die Bronchialobstruktion nachweist, ist die Messung des Einsekundenwertes der forcierten Exspiration, der sog. Tiffeneau-Test (Abb. 2). Er

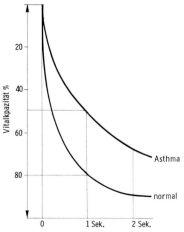

Abb. 2 Tiffeneau-Test (Atemstoßtest, Einsekundenwert der forcierten Exspiration). Normalwert: 75–85% der Vitalkapazität

setzt einen Spirographen mit großer Trommelgeschwindigkeit voraus und die Mitarbeit des Kindes. Er eignet sich z. B. zur laufenden Beurteilung von Kindern mit Bronchialobstruktionen, also vor allem von Asthmatikern. Er hat den Vorteil, daß der Normwert von 80–90% altersunabhängig ist. Dem gleichen Zweck dient das sog. Pneumometer, das die maximale Geschwindigkeit des Exspirationsstoßes mißt. Die Resultate sind etwas unzuverlässiger als beim Tiffeneau-Test und vor allem sind die Normwerte altersabhängig. Die Methode ist aber einfacher als der Tiffeneau-Test. Die Bestimmung des Residualvolumens und die Beurteilung der Verteilung durch Einmischung eines Fremdgases gehören bereits zu den aufwendigeren Untersuchungen und haben ihren Anwendungsbereich ebenfalls bei Fällen mit Bronchialobstruktion. Die komplizierteren Untersuchungen wie Bestimmung der alveolären Ventilation und des Ventilations-Perfusions-Verhältnisses kommen nur für Ausnahmefälle in Betracht. Die Untersuchung der Atemmechanik, besonders die Bestimmung der Compliance hat ihren Anwendungsbereich bei den Lungenfibrosen, leistet dort dann allerdings Entscheidendes.

Dank der Einführung von Mikroelektroden für pCO_2- und pO_2-Messungen können wir heute unter klinischen Verhältnissen viel häufiger von der Untersuchung der Blutgase Gebrauch machen als früher. Bei Lungenerkrankungen geht es in der Regel um die Messung des pO_2 und vor allem der respiratorischen Azidose, die heute für die Beurteilung von Zustand und Verlauf eine große Rolle spielt und gleichzeitig wertvolle Hinweise auf die einzuschlagende Therapie gibt (Korrektur der Azidose und der Hypoxie).

Lungenpunktion und Probeexzisionen

Die *Lungenpunktion* ist schon sehr lange in Gebrauch, aber auch heute noch etwas umstritten (12, 13). Sie liefert Material für zytologische

(z. B. bei Lungenhämosiderose), bakteriologische und virologische Untersuchungen, nicht aber für histologische Schnitte. Bei infektiösen Prozessen ist sie zweifellos die zuverlässigste Methode zur Gewinnung von Material z. B. für Resistenzprüfungen, das auf andere Weise nur in unzuverlässiger Qualität beschafft werden kann. Entscheidend sind die Komplikationen, deren Gefahren sehr verschieden bewertet werden (13). Möglich sind Blutungen und Luftembolien. Von vielen Autoren wird aber deren Gefahr so gering eingeschätzt, daß sie die Lungenpunktion zu den Routinemethoden zählen. Manches hängt offenbar von der Technik ab. Erfahrene geben folgendes Prozedere an: Gewöhnliche Spritze mit oder ohne 1 ml Auffangflüssigkeit, gewöhnliche Punktionsnadel; rasche Punktion bis in 2–3 cm Tiefe, wobei gleichzeitig der Spritzenstempel zurückgezogen wird; sofortige Entfernung der Nadel. Die ganze Prozedur geht also sehr schnell und dauert 1–2 Sek. Gelegentlich entsteht ein Pneumothorax, der aber ohne Bedeutung ist, ebenso leichte Hämoptysen.

Die *Probeexzision* hat eine andere Indikation als die Punktion. Sie soll Material zur histologischen Untersuchung liefern. Bei generalisierten chronischen Lungenerkrankungen leistet sie sehr gute Dienste und ist oft für die Diagnose entscheidend. Das gilt beispielsweise für die Lungenfibrosen, die ohne Ex-

zision nur ganz ausnahmsweise mit einiger Sicherheit diagnostiziert werden können.

Für die Diagnose maligner Tumoren des Mediastinums und der Sarkoidose ist die *Biopsie der supraklavikulären Lymphknoten* sehr wichtig, sei es, daß es sich um tastbare Knoten handelt, sei es, daß man den präskalenischen Fettkörper samt den darin enthaltenen kleinen Lymphknoten entfernt (Danielssche Operation) und in Serie schneidet. Zu beachten sind die Drainageverhältnisse gemäß Abb. 3. In Zweifelsfällen muß doppelseitig operiert werden.

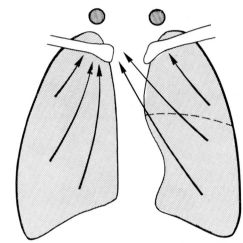

Abb. 3   Einzugsgebiete der supraklavikulären Lymphknoten

Therapeutische Methoden

Für das große Heer der banalen tracheobronchialen und einen guten Teil der pulmonalen Erkrankungen hat sich die therapeutische Situation im Verlauf der letzten Jahrzehnte kaum geändert: Sie heilen mit oder ohne Anwendung der alten Hausmittel oder indifferenter, wenn auch laut angepriesener Medikamente aus. Für eine Minderzahl sind entscheidende Fortschritte erzielt worden: durch Infektbekämpfung mit Hilfe der Antibiotika, durch Behandlung der Erstickungs-

gefahr durch Befreiung der Luftwege und evtl. maschinelle Beatmung, durch die Azidose- und Schockbekämpfung und durch den Ausbau der Thoraxchirurgie.

Medikamentöse Behandlung

Antibiotika

Zur ausführlichen Information über Antibiotikabehandlung im Kindesalter sei auf die Monographie von MARGET u. KIENITZ [14] verwiesen. Wie aus den folgenden Kapiteln hervorgehen wird, spielen infektiöse Prozesse in der bronchopulmonalen Pathologie eine Hauptrolle, und unter diesen wiederum stehen die Virusinfektionen obenan. Das Feld für die Antibiotika ist also, wenn man die Indikation korrekt stellt, beschränkt auf die bakteriellen Pneumonien, das Pleuraempyem, die eitrigen Bronchitiden, Bronchiektasen inbegriffen, und einige seltenere eitrige Lungenprozesse. Ihre Anwendung bei den akuten offensichtlich virusbedingten Infekten ist sinnlos, wenn auch verbreitet. Prinzipiell sollte die Wahl des Antibiotikums durch die bakterielle Untersuchung, evtl. mit Resistenzprüfung, bestimmt werden. Im vorigen Kapitel sind die Schwierigkeiten in der Materialbeschaffung besprochen worden. Man wird also oft nach dem klinischen Bild das am wahrscheinlichsten wirksame Medikament zu wählen haben.

Bei der Großzahl der bakteriellen Infektionen sind die Erreger grampositive Kokken, gelegentlich auch der Haemophilus influenzae. Bei den Neugeborenen und bei geschädigten Kindern allerdings spielt die gramnegative Flora eine immer größere Rolle. Abgesehen von dieser Spezialgruppe stehen die Penizilline im ersten Rang. Da bei den bakteriellen Pneumonien, wie noch zu zeigen sein wird, die Staphylokokken heute die Hauptrolle spielen, sind, jedenfalls bei schweren Erkrankungen, Präparate zu wählen, die auch gegen Penicillinasebildner wirksam sind, also z. B. das Orbenin (50 mg/kg/Tag). Für leichtere Fälle mag man beim bewährten Phenoxymethylpenicillin (Penicillin V) bleiben (1–1,5 Mill. E/Tag bei großen Kindern, 500 000 – 800 000 E/Tag bei Kleinkindern). Wenn immer es angeht, soll man oral wirksame Präparate geben; sie sensibilisieren weniger und ersparen dem Kind den nicht zu unterschätzenden Schock der Spritzenbehandlung. In schweren Fällen ist allerdings die parenterale Behandlung, i. m. oder i. v., angezeigt. – Wenn neben grampositiven Erregern auch gramnegative in Frage stehen,

kann Ampicillin gegeben werden (100 bis 200 mg/kg/Tag), das besonders auch gegen den Haemophilus influenzae wirksam ist, nicht aber gegen penicillinasebildende Staphylokokken. Bei Penicillinüberempfindlichkeit bietet das Erythromycin eine Ausweichmöglichkeit (50 mg/kg/Tag). Es hat den Vorteil, auch gegen die Mykoplasmen wirksam zu sein, und ist deshalb bei Lungeninfiltraten nicht ganz klarer Genese gut brauchbar.

Bei Mischinfektionen, wie sie vor allem im Bronchialbaum vorkommen, sind Breitspektrumantibiotika indiziert, also vor allem die Tetrazykline. Sie haben, wenn sie nur kurzfristig gegeben werden, kaum Nebenwirkungen mit Ausnahme jener auf die Zähne: Gelbfärbung und Schmelzdefekte. Am Milchgebiß treten sie unter Tetrazyklinbehandlung schon des Neugeborenen auf, am Dauergebiß vom 3. Monat bis zum 5. Jahr. Sie sind bei hohen Gesamtdosen häufiger als bei niedrigen und machen insgesamt etwa 8% aus (16). Man sollte also die Tetrazykline vom 3. Monat bis zum 5. Jahr möglichst nicht verabreichen, besonders nicht über längere Zeit. – Das Chloramphenicol ist heute, trotz seines breiten Wirkungsspektrums wegen der zwar seltenen, aber schweren Schädigung der Blutbildung fast ganz verlassen.

Die Sulfonamide haben eine geringere Wirksamkeit als Antibiotika und führen nicht so selten zu allergischen Reaktionen. Sie sollten jedenfalls dort nicht eingesetzt werden, wo eine rasche und möglichst sichere Wirkung nötig ist.

Übrige Medikamente

Eine wichtige Rolle in der symptomatischen Therapie spielen die Antitussiva. Sie haben dort einen Sinn, wo das Kind, wie etwa bei der Laryngotracheitis, von trockenem Reizhusten geplagt wird; sie sind nicht indiziert, wenn Sekret vorhanden ist, das ausgehustet werden sollte. Gut wirksam ist immer noch das Codein, sofern es genügend hoch dosiert wird: 10 mg pro dosi beim Kleinkind, 20 bis 25 mg beim älteren Kind. Bei rektaler Verabreichung ist die Wirkung ungenügend. Zu stärker wirkenden Mitteln, wie z. B. Dicodid, wird man nur ausnahmsweise greifen müssen. Die zahlreichen Codeinersatzpräparate haben nach meiner Erfahrung keine bessere Wirkung als das Codein.

Soll dicker Schleim verflüssigt werden, so greift man zu den Expektorantien, deren es eine große Zahl gibt. Bewährt sind Kaliumjodid (3mal 0,1 g beim Kleinkind, 3mal 0,2 bis 0,3 g beim älteren Kind) und die Ipekakuanhapräparate. Die ungezählten Hustensäfte, meist Gemische aus den verschiedensten Substanzen, sind völlig entbehrlich. – Nicht zu vergessen: bei Exsikkose ist reichlich Flüssigkeitszufuhr das beste Expektorans.

Luftbefeuchtung

Bei vielen entzündlichen Erkrankungen spielt die Luftbefeuchtung eine wichtige Rolle, besonders zur Zeit der Zentralheizung. Es stehen folgende Apparatetypen zur Verfügung:

– Wasserzerstäuber. Das Wasser wird durch eine Düse, eine rotierende Scheibe oder durch Ultraschall zerstäubt.
– Verdampfer. Durch Erhitzen wird Wasserdampf erzeugt; beim alten Bronchitiskessel wird der gesamte Inhalt zum Sieden gebracht, bei den neuen Elektrodenverdampfern nur der gerade benötigte Teil.

Die Zerstäuber, welcher Art sie auch seien, haben den Nachteil, daß sie der mikrobiellen Verunreinigung, besonders mit Pyozyaneus, ausgesetzt sind. Messungen am Institut für Hygiene der Eidgenössischen Technischen Hochschule Zürich haben im Wasser nach 1- bis 2tägigem Betrieb bis zu 10^6 Keime/ml und in der Luft 10^4–10^5/m³ ergeben (persönliche Mitteilung von PD Dr. H. U. Wanner). Es handelt sich meist um Saprophyten. Welche Rolle diese aber beim schwerkranken Kind spielen können, ist noch ungewiß. Häufige und sorgfältige Reinigung der Zerstäuber ist daher dringend angezeigt.

Von wesentlicher Bedeutung ist die Tröpfchengröße. Der von den üblichen Haushaltapparaten gelieferte Dampf gelangt höchstens bis in die großen Bronchien. Für viele Zwecke, z. B. zur Behandlung der Laryngotracheitis, genügt das. Soll aber der Dampf die kleinsten Bronchien erreichen, so darf die Mehrzahl der Tröpfchen nicht mehr als 5 μ messen (8). Dieser Forderung werden die Ultraschallvernebler gerecht. Sie kommen wegen ihres Preises und der nicht ganz einfachen Pflege fast nur für Krankenhäuser in Frage. Ihre Leistung ist bei der Pankreasfibrose bewiesen, wo die Verflüssigung des immer vorhandenen zähen Schleimes von grundlegender Bedeutung ist. Wie weit die Wirksamkeit bei anderen bronchialen Erkrankungen geht, ist noch ungewiß (8).

Behandlung asphyktischer Zustände

Erstickungsanfälle durch Verlegung der Atemwege sind bei kleinen Kindern aus anatomischen Gründen keine Seltenheit. In ihrer Behandlung sind wesentliche Fortschritte erzielt worden. Die Technik der Intubation, die eine Befreiung durch Absaugen ermöglicht, wird heute nicht nur von den Spezialisten der Otorhinolaryngologie und der Anästhesie beherrscht, sondern gehört ins Ausbildungsprogramm jedes klinischen Assistenten. Die „Bronchialtoilette" ist nicht nur bei offensichtlicher Bronchusverlegung indiziert, sondern auch bei größeren Atelektasen. Gelegentlich dient sie der Entfernung erheblicher Mengen infektiösen Materials, das nicht genügend ausgehustet werden kann.

Bei Lungeninsuffizienz verschiedenen Ursprungs werden heute mit gutem Erfolg Respiratoren eingesetzt, die ja auch bei den hier nicht zur Diskussion stehenden zentralen Atemstörungen eine wichtige Rolle spielen. Es sind nur noch die Überdrucksysteme in Gebrauch (volumengesteuert: Engström, druckgesteuert: Bird). Da der Patient durch einen Trachealtubus an den Apparat angeschlossen ist, kann jederzeit Sekret abgesaugt werden. Bei der Indikation zur maschinellen Beatmung und der Kontrolle ihrer Wirksamkeit spielen die Ergebnisse der Blutgasanalyse eine wichtige Rolle, da oft das klinische Bild allein das Ausmaß der Insuffizienz nicht erkennen läßt. In erster Linie geht es darum, daß dem Patienten die nötige Sauerstoffmenge zugeführt wird, in zweiter Linie um die Bekämpfung der Azidose. Diese ist oft gemischt respiratorisch und metabolisch. Der metabolische Anteil läßt sich durch Bicarbonatinfusionen bekämpfen, der respiratorische nur durch Verbesserung der Beatmungsverhältnisse.

Erkrankungen der Trachea und der Bronchien

Mißbildungen und Tumoren

Trachealstenosen

Eine Verengung der Trachea kann bedingt sein durch abnorme *Weichheit der Tracheal-ringe* (Tracheomalazie), die zum Kollaps der Luftröhre in Exspiration führt (18, 19, 22). Schon in den ersten Lebenswochen besteht ein in- und exspiratorischer Stridor, ferner kommt es zu Dyspnoeanfällen, z. B. nach dem Trinken, und zu asthmaartigen Zuständen. Die Diagnose ist nicht leicht, sie verlangt die genaue Beobachtung der Atmungsbewegungen der Trachealwand im Bronchoskop oder eine gefilmte Tracheographie in Seitenansicht. Es ist mit einer Verfestigung der Knorpel-ringe im Verlauf des ersten Jahres zu rechnen, so daß man unter guter Beobachtung und sorgfältiger Behandlung der Infekte zu-warten kann.

Ins gleiche Gebiet wie die Tracheomalazie gehört die von GUPTA u. Mitarb. (21) be-schriebene, auf den linken Hauptbronchus be-schränkte Bronchomalazie. Sie verursacht rezidivierende Pneumonien. Im Broncho-gramm findet man einen stark eingeengten Bronchus, im Resektionspräparat eine schlaffe, kollabierte Bronchialwand ohne ent-zündliche Erscheinungen.

Bei den *Stenosen durch Druck von außen* ist die Ursache meist leicht festzustellen: ver-größerte Lymphknoten bei Tuberkulose und bei Malignomen, ferner Mediastinaltumoren und -zysten (s. S. 57).

Schwierig zu erkennen sind oft Stenosen durch *Anomalien der Aorta und der Pulmonal-arterien.*

Beim *doppelten Aortenbogen* wird aus der vierten Kiemenarterie neben der normalen linken auch eine rechte Aorta entwickelt, die hinter dem Ösophagus verläuft. Die beiden Äste vereinigen sich danach und umschließen so als Gefäßring Trachea und Ösophagus (Abb. 4). Es gibt verschiedene Varianten (3). Die Symptome hängen von der Weite des Ringes ab. Gelegentlich können sie fehlen, meist aber besteht eine schwere Dyspnoe mit in- und exspiratorischem Stridor und Er-stickungsanfällen, die zum Tode führen kön-nen. Sie treten meist nach dem Trinken auf, in einer eigenen Beobachtung (24) zum ersten Mal nach Verfütterung fester Nahrung (Abb. 5). Auffallend ist die Rückwärtsbeu-gung des Kopfes, durch die sich die Kinder Erleichterung verschaffen.

Die Diagnose kann durch die Röntgenunter-suchung gestellt werden. Die Einengung der

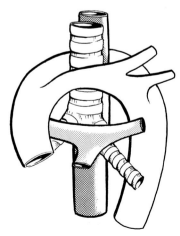

Abb. 4 Doppelter Aortenbogen (Gefäßring)

Trachea von vorn ist auf einer guten Frontal-aufnahme meist leicht erkennbar. Die Kon-trastfüllung des Ösophagus (wegen Aspira-

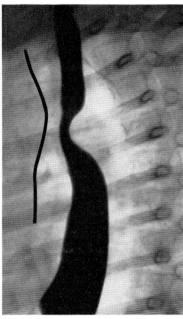

Abb. 5 Doppelter Aortenbogen. 11 Monate altes Mädchen, keuchende Atmung seit Geburt. Er-stickungsanfall beim ersten Versuch, etwas Kar-toffel zu geben. Eindellung des Ösophagus von hinten, der Trachea von vorn

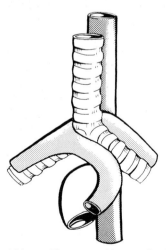

Abb. 6 Abnormer Abgang der linken Pulmonal-arterie mit Kompression der Trachea

tionsgefahr besser mit einem löslichen Kon-trastmittel als mit Barium) zeigt eine Passage-störung und in der Sagittalaufnahme eine Eindellung von beiden Seiten. Charakte-ristisch ist die Frontalaufnahme: ein glatter, halbkugeliger Füllungsdefekt hinten. Das Angiogramm ist zur Diagnosestellung meist nicht nötig, es gibt aber dem Chirurgen genauen Aufschluß über die anatomischen Verhältnisse.

Die Anomalie muß, sofern deutliche Sym-ptome vorhanden sind, wegen der drohenden Erstickungsgefahr unbedingt frühzeitig ope-riert werden, was heute gut möglich ist.

Beim *abnormen Ursprung und Verlauf der A. pulmonalis sinistra* entspringt der Stamm der Lungenarterie normal und zieht vor der Trachea nach rechts oben. In der Gegend der Bifurkation zweigt die linke Pulmonalarterie ab und zieht hinter der Trachea, zwischen dieser und dem Ösophagus, zum linken Hilus. Sie komprimiert so die Luftröhre und manch-mal den linken Hauptbronchus (Abb. 6). Die Anomalie wurde am Lebenden erstmals 1953 diagnostiziert (17) und macht etwa die glei-chen Symptome wie der doppelte Aorten-bogen. Das Röntgenbild des Thorax zeigt nichts Besonderes. Die Differentialdiagnose ergibt sich aus dem Ösophagogramm: eine Eindellung von vorn in Höhe der Carina tracheae, also tiefer als beim Gefäßring. Eine operative Korrektur ist möglich.

Ösophagotracheale Fistel
(20)

Von den Verbindungen zwischen Ösophagus und Trachea sind jene mit einer Atresie des Ösophagus die häufigsten. Viel seltener ist die Querverbindung zwischen intakter Trachea und durchgängigem Ösophagus (sog. H-Fistel) (Abb. 7). Diese Fälle machen aber immerhin etwa 10% der Ösophagusfisteln aus und sind häufiger als man früher angenommen hat. In zwei Dritteln der Fälle liegt die Verbindung im oberen Teil der Trachea, zwischen Larynx und Thoraxapertur. Die typischen Symptome

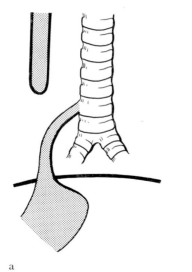
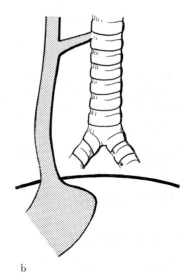

a   b

Abb. 7 Ösophagotracheale Fistel a) mit Atresie (häufigste Form), b) H-Fistel mit durchgängigem Ösophagus

sind Husten- und Erstickungsanfälle beim Trinken und rezidivierende Pneumonien. Einen weiteren Hinweis kann ein ausgesprochener Meteorismus geben. Trotz dieser recht auffälligen Symptomatologie werden die Fälle oft längere Zeit verkannt. Die Diagnose wird am besten durch die Kontrastfüllung des Ösophagus gestellt, die aber eine besondere Technik verlangt (Abb. 8). Endoskopisch ist der Fistelgang meist nicht zu sehen. Die Therapie besteht in der Exzision der Fistel, die bei hohem Sitz vom Hals aus vorgenommen wird (20 a).

Kongenitale Bronchusstenose

Kongenitale Stenosen sind selten und kommen vorwiegend in den Hauptbronchien vor (Abb. 9). Sie führen zu chronischen Entzündungen im distal gelegenen Teil des Bronchialbaumes und zur Bildung von Bronchiektasen.

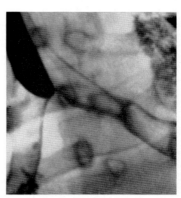

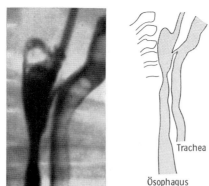

Trachea

Ösophagus

Abb. 8   Hohe H-Fistel, Kontrastfüllung vom Ösophagus aus

Abb. 9 Klappenartige Stenose im linken Hauptbronchus. Vierjähriges Mädchen mit rezidierenden Bronchitiden. Bronchoskopie: Im linken Hauptbronchus segelartige Einengung der Lichtung, die sich auf etwa ³/₄ des Umfangs erstreckt. Distal davon viel schleimiges Sekret. Bronchogramm: Teils ampulläre, teils zylindrische Bronchiektasen im linken Ober- und Unterlappen (Kinderspital St. Gallen)

Bronchusadenom

Von den sehr wenigen Fällen von Bronchial-karzinomen abgesehen, gibt es beim Kind nur die gutartigen Adenome (23), und auch diese sind eher selten. Die Geschwulst sitzt meistens im rechten Hauptbronchus und macht die Symptome der Bronchusobstruktion mit Husten, Dyspnoe, rezidivierenden Pneumonien und im Röntgenbild Lungenblähung oder Atelektasen. Die Diagnose wird durch das Bronchoskop gestellt; manchmal kann man den Tumor auch bronchographisch darstellen. Die Therapie ist chirurgisch und besteht entweder in der Resektion des befallenen Bronchusabschnittes samt den dazugehörigen Lungenteilen oder, was seltener möglich ist, in einer Exstirpation des Tumors allein mit Bronchusplastik.

Entzündliche Erkrankungen der Bronchien

Bronchitis acuta

Die akute Bronchitis ist in allen Altersstufen eine sehr häufige Krankheit. Sie tritt fast immer im Gefolge von Infekten der oberen Luftwege auf. Meistens ist die Trachea mitbefallen, so daß oft von Tracheobronchitis die Rede ist. Die Symptomatologie wird aber im wesentlichen durch die Erkrankung der Bronchien bestimmt. Beim jungen Kind hat sie oft den Charakter der asthmoiden Bronchitis (s. S. 16).

Ätiologie. Die allermeisten Bronchitiden sind virusbedingt. Alle Viren, die Erkrankungen der oberen Luftwege verursachen, kommen in Betracht. Sekundär kann sich eine bakterielle Infektion aufpfropfen mit Pneumokokken, Staphylokokken, Streptokokken und Haemophilus influenzae. Findet man sie im Sputum, so ist damit noch nicht gesagt, daß sie eine pathogenetische Bedeutung haben.

Symptomatologie. Die Kinder sind meist febril. Am Anfang besteht ein trockener Husten, der sehr quälend sein und bis zum Erbrechen führen kann. Im Verlauf einiger Tage wird er lockerer, ältere Kinder fangen an, Sputum auszuhusten, bei den jüngeren findet es sich manchmal im Erbrochenen. Der Auskultationsbefund ist anfänglich normal, später findet man feuchte Rasselgeräusche verschiedenen Kalibers über allen Lungenpartien, hauptsächlich aber hinten unten. Die Dyspnoe ist in der Regel wenig ausgesprochen, besonders beim älteren Kind. Das Röntgenbild zeigt eine verstärkte peribronchiale Zeichnung. Im Blutbild findet sich eine mäßige Leukozytose mit mäßiger Linksverschiebung. Die Krankheit heilt in der Regel in etwa einer Woche ab.

Diagnose. Sie bereitet in der Regel keine Schwierigkeiten. Der Zusammenhang mit vorgängigen Infekten der oberen Luftwege und der typische Auskultationsbefund weisen den richtigen Weg. Vorsicht ist geboten bei einseitigen Bronchitiden. Hier muß man immer an einen Fremdkörper denken. Auch Pneumonien können unter dem Bilde einer lokalisierten Bronchitis erscheinen.

Prognose. Bei gewissen Kindern rezidivieren die Bronchitiden immer wieder. Das kann eine besondere Veranlagung sein. Man hat aber in diesen Fällen auch immer daran zu denken, daß Bronchiektasen oder eine Pankreasfibrose vorliegen könnten.

Einen besonderen Typus von Bronchitis haben wir in den letzten Jahren kennengelernt: Fälle mit einer derart massiven Sekretion, daß sie zu schweren Erstickungssymptomen führen und eine sofortige Bronchialtoilette verlangen. Es sind auch Todesfälle beschrieben worden (32).

Therapie. Zu Beginn, wenn der trockene Reizhusten das Bild beherrscht, sind hustendämpfende Mittel wie Codein durchaus am Platz, im Stadium der starken Sekretion aber nicht mehr. Der Wert der üblichen und beliebten Sekretolytika ist sehr fragwürdig. All die zahlreichen angepriesenen Hustensäfte haben mehr Placebowirkung. Antibiotika sind dann sinnvoll, wenn eine bakterielle Infektion wahrscheinlich ist, also bei eitrigem Sputum und bei protrahiertem Verlauf. Da nicht nur Kokken, sondern auch der Haemophilus influenzae im Spiele sein können, sollte ein Antibiotikum mit breitem Spektrum verwendet werden, z. B. Ampicillin. Luftbefeuchtung ist wichtig. Die üblichen Verdampfer genügen.

Bronchiolitis
(Synonym: Kapillärbronchitis)

Die Bronchiolitis (30, 33) ist eine Erkrankung der kleinsten Bronchien mit einer starken Behinderung der Atmung.

Ätiologie. Seit 1957 weiß man durch die Arbeiten von CHANOCK u. Mitarb. (25 a), daß etwa die Hälfte der Fälle durch das Respiratory-syncytial-Virus (RS-Virus) verursacht wird, das insbesondere zu Zeiten gehäuften Auftretens zu finden ist. Auch andere Viren wurden bei einzelnen Fällen isoliert, wie Adenoviren und Parainfluenzaviren (34). Beim Rest bleibt die Ätiologie unklar. Eine Zeitlang stand auch der Haemophilus influenzae zur Diskussion, doch konnte seine Rolle nie klargestellt werden.

Vorkommen. Es werden fast ausschließlich Kinder der ersten zwei Lebensjahre betroffen, vorwiegend aber Säuglinge. Die Krankheit tritt ganz überwiegend im Winter auf, an vielen Orten in kleineren Epidemien.

Pathologische Anatomie. Das wesentliche Merkmal sind Schleimpfröpfe in den kleinen und kleinsten Bronchien, sodann peribronchiale Infiltrate verschiedenen Ausmaßes. (Über bronchopneumonische Herde s. unten.)

Klinisches Bild. Die Krankheit beginnt meist mit einem banalen Katarrh. Die schweren Symptome können ziemlich plötzlich auftreten, so daß sich das Krankheitsbild innerhalb weniger Stunden stark verschlimmert. Die Atmung ist beschleunigt, 40–80 pro Minute, der Husten kann quälend, pertussisähnlich sein. Am Thorax sieht man inspiratorische Einziehungen. In den schweren Fällen sind die Kinder zyanotisch. Das Fieber ist gewöhnlich nicht hoch oder fehlt ganz. Bei der physikalischen Untersuchung findet man die klassischen Zeichen der Lungenblähung mit Zerchfelltiefstand und Verschwinden der Herzdämpfung. In etwa der Hälfte der Fälle hört man feinblasige Rasselgeräusche, nicht selten aber auch Giemen und Pfeifen. Die schweren Symptome dauern etwa zwei Tage und verschwinden dann allmählich. Ob es zur Herzinsuffizienz kommt, ist noch umstritten. Auf alle Fälle ist sie nicht häufig. Als Zeichen dafür gelten eine starke Pulsbeschleunigung und eine vergrößerte Leber, die aber ohnehin durch den Zwerchfelltiefstand besser tastbar ist als normalerweise.

Das *Röntgenbild* zeigt eine Lungenblähung mit Zwerchfelltiefstand und überhellten Lungenfeldern. In manchen Fällen besteht eine Fleckelung oder eine verstärkte streifige Zeichnung (30). *Laboruntersuchungen* haben in den schweren Fällen vor allem eine Sauerstoffuntersättigung gezeigt, zuweilen einen sehr stark erhöhten pCO_2. Es besteht eine gewisse Parallelität zwischen der Atemfrequenz und dem Grad des Sauerstoffsättigungsdefizites (37).

Diagnose und Differentialdiagnose. Die Diagnose ergibt sich aus dem klinischen Bild mit der schweren Atemnot, der Lungenblähung und evtl. Knisterrasseln. Die Krankheit ist einerseits gegen die kleinherdige Bronchopneumonie, andererseits gegen die asthmoide Bronchitis abzugrenzen. Eine genaue Unterscheidung zwischen Bronchiolitis und kleinherdiger Bronchopneumonie ist nicht möglich (36). Sie werden denn auch vor allem im angelsächsischen Schrifttum gar nicht mehr getrennt; Bronchiolitis und kleinherdige Bronchopneumonie sind dort identisch. Das klinische Bild jedenfalls ist dasselbe und lediglich das Röntgenbild könnte eine Unterscheidung erlauben. Auch gegenüber der asthmoiden Bronchitis ist keine scharfe

Grenze zu ziehen, da ja der Auskultationsbefund sehr ähnlich sein kann. Die typische asthmoide Bronchitis befällt etwas ältere Kinder, und die asthmoiden Symptome, also das Giemen, Pfeifen und das exspiratorische Keuchen, treten deutlicher hervor. Wie bei der asthmoiden Bronchitis, so bestehen auch bei der Bronchiolitis gewisse Beziehungen zum Asthma. Katamnestische Erhebungen haben gezeigt, daß zwar nur 3%/0 der Kinder mit Bronchiolitis später Asthmatiker werden, daß aber 54%/0 der asthmatischen Kinder in ihrer Vorgeschichte Anfälle von Bronchiolitis gehabt haben (27).

Prognose. Trotz des schweren Zustandsbildes ist die Sterblichkeit klein. Alles in allem liegt sie um 5%/0 oder etwas darunter (33). Die Todesfälle betreffen aber meistens vorgeschädigte Kinder, wie Mongoloide oder solche mit Herzfehlern. Sieht man von diesen ab, so sterben weniger als 1%/0.

Therapie. Der früher beliebte Senfwickel oder das Senfbad sind heute fast ganz aufgegeben. An allererster Stelle steht der Sauerstoff. In etwa der Hälfte der Fälle ist eine intensive Sauerstoffbehandlung nötig, die eine wesentliche Verbesserung der Prognose gebracht hat. Die Atmungsluft muß außerdem genügend angefeuchtet werden, heute unter klinischen Verhältnissen am besten mit einem Ultraschallvernebler, da ja auch die kleinsten Bronchien erreicht werden sollen. Weil es sich um eine Viruserkrankung handelt, ist es nutzlos, von vornherein Antibiotika zu geben. Sie sind dort indiziert, wo sich Zeichen einer Pneumonie einstellen, d. h. höheres Fieber und Leukozytenanstieg. Eine Zeitlang glaubte man, daß die Kortikosteroide einen wesentlichen Fortschritt gebracht hätten. Genaue Nachprüfungen im doppelten Blindversuch haben aber gezeigt, daß diese Mittel keinen statistisch nachweisbaren Effekt haben (26, 36). Es bleibt dann Ermessensfrage, ob sie in schweren Fällen zusätzlich zu allem anderen angewendet werden sollen. Nicht übersehen darf man, besonders bei kleineren Säuglingen, die öfters vorhandene Exsikkose, welche teils durch Nahrungsverweigerung, aber auch durch vermehrten Flüssigkeitsverlust in den Lungen infolge der stark beschleunigten Atmung bedingt ist. Die Exsikkose hat einen ungünstigen Einfluß auf die Schleimhautbeschaffenheit und erschwert die Expektoration. Sie muß also unbedingt korrigiert werden.

Asthmoide Bronchitis

Die asthmoide oder spastische Bronchitis ist eine Erkrankung der ersten zwei bis drei Lebensjahre. Im Anschluß an eine Infektion der oberen Luftwege kommt es zu Husten und exspiratorischem Keuchen. Bei der Auskultation hört man reichlich Giemen und Pfeifen; die Lunge erscheint gebläht. Die Dyspnoe hält sich in mäßigen Grenzen. Im Röntgenbild sieht man tiefstehende Zwerchfelle und helle Lungenfelder, manchmal mit verstärkter streifiger Zeichnung. Im Blutbild sind die Eosinophilen nicht vermehrt. Die Erkrankung dauert einige Tage.

Die Abgrenzung von der Bronchiolitis ist nicht scharf. Die asthmoide Bronchitis erstreckt sich über eine größere Altersspanne, die Dyspnoe ist weniger ausgesprochen und das ganze Krankheitsbild weniger schwer. Die Lungenblähung ist beiden gemeinsam und auch bei der Bronchiolitis können Giemen und Pfeifen vorkommen.

Es stellt sich die Frage, ob die asthmoide Bronchitis nicht eine Manifestation des Asthma bronchiale sei. Hierfür geben Nachkontrollen Auskunft. Sie haben gezeigt, daß nur etwa 5–7%/0 der Kinder, die eine oder mehrere asthmoide Bronchitiden durchgemacht haben, später Asthmatiker werden (s. S. 40). Der Prozentsatz ist bei jenen Kindern höher, die ein Ekzem haben oder familiär mit Atopien belastet sind. Anderseits findet man in der Anamnese von Asthmatikern sehr häufig asthmoide Bronchitiden.

Pathogenese. Die asthmoide Bronchitis ist die typische Reaktion des jungen Kindes auf einen bronchialen Infekt. Beim Zustandekommen der Symptome dürften die anatomischen Verhältnisse eine wesentliche Rolle spielen. In den sehr engen kleinen Bronchien der jungen Kinder kommt es auch bei nicht sehr starker Schleimsekretion und Schleimhautschwellung zu Stenoseerscheinungen. Ob noch eine besondere Reaktionsweise der Schleimhaut eine Rolle spielt, ist fraglich.

Therapie. Luftbefeuchtung ist wichtig, am bestem mit Aerosolen. Spasmolytika sind gelegentlich, aber durchaus nicht immer wirksam. Bei starkem Reizhusten sind hustenunterdrückende Mittel angezeigt. Heiße aufsteigende Bäder können die Atmung erleichtern. Sauerstoff ist selten nötig.

Bei lange sich hinziehenden asthmoiden Bronchitiden mit pertussoidem Husten muß man auch an eine *Zytomegalie* denken, die unter diesem Bild auftreten kann (25). Untersuchungen in dieser Richtung sind angezeigt, wenn zudem eine Vergrößerung von Milz und Leber besteht.

Bronchitis fibrinosa

(Synonyme: Bronchitis plastica, Bronchitis pseudomembranacea)

Diese seltene Erkrankung ist dadurch charakterisiert, daß ganze aus Fibringerinnseln bestehende Ausgüsse des Bronchialbaumes ausgehustet werden (Abb. 10). Bei einer chronischen Form, die enge Beziehungen zum Asthma bronchiale hat, geschieht dies über Monate und Jahre. Beim Kind scheint nur die akute Form vorzukommen. Sie beginnt mit Fieber, Oppressionsgefühl, Dyspnoe und Husten und endet mit der Expektoration des Gerinnsels, die unter lebensgefährlichen Erstickungsanfällen vor sich gehen kann (35).

Bronchitis circumscripta non specifica

Dieses anscheinend seltene, wohl nicht einheitliche Krankheitsbild ist erst seit 1946 bekannt (28). Es gleicht in seiner Symptomato-

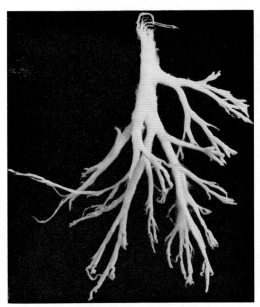

Abb. 10 Ausgehusteter Bronchialbaumausguß bei Bronchitis fibrinosa, 3jähriger Knabe. Am 26. 3. 1969 pseudokruppartiger Husten, am folgenden Tag 39 °C Fieber mit einem Fieberkrampf. Auskultatorisch normaler Befund, rasche Besserung. Am 31. 3. in einem starken Hustenanfall Aushusten des abgebildeten Gerinnsels

logie stark dem Bronchialfremdkörper. Der Beginn ist mehr oder weniger akut mit Fieber und Husten. Auch Hämoptoen sind beschrieben. Im Röntgenbild finden sich Segment- oder Lappenatelektasen. Die Bronchoskopie, die allein die Differentialdiagnose gegenüber Fremdkörper und Durchbruch tuberkulöser Lymphknoten erlaubt, zeigt umschriebene entzündliche Veränderungen eines Bronchialabschnittes, manchmal mit Granulationen oder Polsterbildung sowie eitriges Sekret im befallenen Abschnitt.

Chronische Bronchitis

Die chronische Bronchitis (10, 38) ist eher ein Syndrom als eine Krankheit. Sie hat beim Kind eine wesentlich geringere Bedeutung als beim Erwachsenen, wo sie als Vorläuferin des Obstruktivemphysems eine verhängnisvolle

Rolle spielt und in manchen Ländern, so z. B. in Großbritannien, überaus häufig ist. Einer der Gründe, warum die Krankheit beim Kinde seltener auftritt, mag darin liegen, daß gewisse Reizeinwirkungen kaum eine Rolle spielen, denen beim Erwachsenen große Bedeutung beigemessen wird: das Rauchen fehlt vollständig und die Luftverschmutzung braucht ja offenbar viele Jahre, um wirksam zu werden.

Wenn man von seltenen Fällen, wie Mißbildungen, chronische Bronchialstenose u. a., absieht, tritt uns die chronische Bronchitis bei der Pankreasfibrose, als Sinobronchitis, bei Bronchiektasen und sehr viel seltener als „reine" chronische Bronchitis entgegen. Die Pankreasfibrose wird später besprochen (siehe S. 22). Die Abtrennung der chronischen Bronchitis von Bronchiektasen erfolgt aus rein praktisch-diagnostischen Gründen. Pathogenetisch ist sie nicht berechtigt, ist doch die chronische Bronchitis oft das Vorstadium der Bronchiektasen. Der Unterschied zwischen Fällen mit und ohne zylindrische Erweiterungen ist im klinischen Bild sehr geringfügig.

Die *Sinobronchitis* ist die häufigste Form. Ob die chronische eitrige Sinusitis das Primäre ist oder die Bronchitis, ist nicht mit Sicherheit bekannt. Versuche mit Kontrastmitteln haben ergeben, daß sowohl Sekret aus den Kieferhöhlen in den Bronchialbaum gelangen kann als auch aus dem Bronchialbaum in die Kieferhöhlen. Die Wahrscheinlichkeit spricht für die deszendierende Infektion. Die Entstehung der Sinusitis chronica ist einleuchtend: Die Nebenhöhlen sind an den meisten akuten banalen viralen Erkrankungen der Nase mitbeteiligt. Dies führt zu Sekretstauung, die ihrerseits den Nährboden für eine bakterielle Superinfektion abgibt. Ist diese einmal etabliert, so kann sie sich in der Abgeschlossenheit der Nebenhöhle lange halten. Das Sekret gelangt, besonders nachts, in die tieferen Luftwege. Die Schleim-Eiter-Straße im Rachen ist ja oft zu sehen.

Die Diagnose der *Sinusitis chronica* ist beim Kind deswegen schwierig, weil das Sekret oft nicht ins Taschentuch entleert, sondern „geschnupft" und dann verschluckt wird. Aber auch eine „laufende" Nase wird oft von den Eltern übersehen oder bagatellisiert und erst die Frage nach dem Verbrauch an Taschentüchern führt auf die richtige Spur. An objektiven Symptomen sind die wiederholte Feststellung der erwähnten Schleim-Eiter-Straße und sodann verkrustete oder sekretgefüllte Nasengänge von Bedeutung. Wichtigstes Symptom ist aber langdauernder Husten. Er lenkt die Aufmerksamkeit auf die tieferen Luftwege und nicht etwa auf die Nebenhöhlen. Bei jedem Hustenkind müssen diese aber untersucht werden. Tauglichstes und schonendstes Mittel hierzu ist das Röntgenbild (38). Nicht immer entsprechen sich Röntgenbefund und Resultat der Probespülung, jedoch in den allermeisten Fällen.

Beim Erwachsenen gelten als obligate Symptome einer chronischen Bronchitis dauernder oder in Intervallen häufig auftretender Husten mit Auswurf, dazu rezidivierende akute febrile Infekte, seien es Bronchitiden, seien es Pneumonien. Beim Kind können wir oft den Auswurf nicht feststellen. Der wiederholte Befund von Rasselgeräuschen hat aber eine entsprechende Bedeutung. Weitere Untersuchungen sind wenig ergiebig. Die bakterielle Sputumuntersuchung – wo sie möglich ist – ergibt nichts Einheitliches. Eine wichtige Rolle im Ruhestadium scheint der Haemophilus influenzae zu spielen, während bei akuten Schüben eher die Pneumokokken in den Vordergrund treten. Das Thoraxröntgenbild zeigt etwas verstärkte peribronchiale Zeichnung, besonders in den Unterfeldern, und gelegentlich pneumonische Infiltrate (Abb. 11).

Die **Diagnose** wird auf rein klinischer Basis gestellt. Die Abgrenzung gegenüber häufig auftretenden akuten Bronchitiden, wie sie ja besonders beim kleinen Kind oft zu beobachten sind, ist nicht einfach und oft willkür-

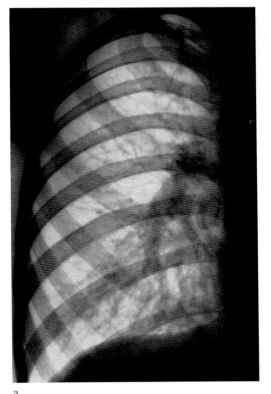

a

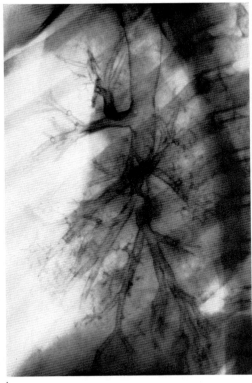

b

Abb. 11   Chronische Sinobronchitis ohne Bronchiektasen a) Ausgesprochene peribronchiale Zeichnung mit kleinen Infiltraten. Das Bild erscheint verdächtig auf Bronchiektasen. b) Bronchogramm aber normal. 12jähriges Mädchen. Dauer der Bronchitis 1 Jahr

lich. Längere völlig freie Intervalle mit ganz normalem Lungenbefund, Saisonabhängigkeit und ein ganz normales Lungenröntgenbild sprechen für die banale rezidivierende Bronchitis. Anhaltspunkte kann das Bronchogramm geben: auch geringfügige Deformationen am Bronchialbaum sind im Sinne einer chronischen Bronchitis zu werten.

Schwierige Probleme kann die kleine Gruppe von Fällen stellen, die zwar die Symptomatologie einer chronischen Bronchitis aufweisen, bei denen jedoch keine Sinusitis und keine Bronchiektasen bestehen und sich keine Anhaltspunkte für eine Mukoviszidose ergeben. Ihre Ursache ist völlig unklar.

Therapie. Bei der Sinobronchitis sind in erster Linie die Nebenhöhlen zu sanieren. Über den besten Weg hierzu sind sich die HNO-Ärzte nicht einig. Auf jeden Fall ist aber mit einer antibiotischen Behandlung zu beginnen. Da man nicht weiß, welche Erreger im Spiel sind, sind Antibiotika mit einem breiten Spektrum zu wählen. Die Behandlung der Bronchitis entspricht jener der Bronchiektasen: Sekretentleerung durch Lagerung und Beklopfen, evtl. Anwendung von Verneblern. Über die Zweckmäßigkeit einer antibiotischen Dauerbehandlung sind die Meinungen geteilt. Meist wird nur die Behandlung der akuten Schübe empfohlen. Klimatische Kuren im Hochgebirge sind oft von Nutzen, sofern sie mit entsprechender Physiotherapie kombiniert werden. Der Klimawechsel allein genügt nicht.

Fremdkörperaspiration

Die Aspiration von Fremdkörpern (29, 31) ist bei Kindern ziemlich häufig, besonders bei jungen. Es wird geschätzt, daß drei Viertel aller Fremdkörperaspirationen auf das Kleinkindesalter entfallen. Sie bieten keine besonderen diagnostischen Schwierigkeiten, wenn das Ereignis bekannt ist. Oft weiß aber niemand etwas davon, und der Fremdkörper muß aus den Symptomen erschlossen werden. Stellt man die Diagnose rechtzeitig, so ist die Entfernung und damit die endgültige Heilung einfach und sicher. Bleibt der Fremdkörper längere Zeit liegen, so wird die Entfernung schwieriger und die Restitutio ad integrum in Frage gestellt. Bronchiektasen können die Folge sein. Wird die Diagnose überhaupt nicht gestellt, so kommt es zu schweren eitrigen Lungenprozessen, die nur durch Exzision geheilt werden können. Aspiriert wird alles Mögliche, und jeder Bronchoskopiker kann eine reichhaltige Sammlung vorweisen. Weitaus am häufigsten sind es aber Pflanzenbestandteile. Hierzulande stehen die Erdnüsse an erster Stelle, in anderen Gegenden mögen es je nach den Ernährungsgewohnheiten andere, ähnlich geformte Körper sein. Die Erdnuß wird vom Kind häufig gegessen, sie ist glatt, gleitet also leicht und hat gerade die richtige Größe, um die Stimmritze passieren und sich weiter unten im Bronchialbaum verklemmen zu

können. Wo sich der Fremdkörper mit Vorliebe festsetzt, ergibt sich aus der Anatomie des Bronchialbaumes (Abb. 12).

Symptomatologie. Der Aspiration folgt unmittelbar ein sehr heftiger Anfall von Reizhusten. Dies ist diagnostisch von Bedeutung, und in Verdachtsfällen muß danach gefragt werden. Solange sich der Fremdkörper in der Trachea frei bewegen kann, ist manchmal, am besten durch den offenen Mund, ein klapsendes Geräusch zu hören, wenn er gegen die Stimmbänder schlägt. Wenn er die Bifurkation passiert und sich in den weniger empfindlichen tieferen Abschnitten festgesetzt hat, nimmt der Hustenreiz ab. Es folgt eine Periode der Latenz. Man findet dann bei der Untersuchung aber doch die Zeichen der Bronchusstenose: exspiratorisches Keuchen, in der Regel diskret; bei der Auskultation einseitig abgeschwächtes Atemgeräusch, etwas später lokalisierte Rasselgeräusche. Pneumothorax, Mediastinal- und Hautemphysem sind seltene Komplikationen.

Bald stellen sich um den Fremdkörper herum und distal davon entzündliche Erscheinungen ein. Die daraus resultierenden Krankheitsbilder laufen unter den verschiedensten Diagnosen, wie Pseudokrupp, Keuchhusten, Bronchitis, Asthma, Pneumonie. Ein vorübergehender Erfolg der antibakteriellen Therapie kann zur Irreführung beitragen. Die Symptome sind jene der infizierten Bronchusstenose: Husten, eitriger Auswurf, gelegentlich Hämoptysen, Fieberschübe mit einseitigem bronchitischem Auskultationsbefund. Schon nach 6 Wochen können sich Bronchiektasen entwickeln. Sie stellen sich mit hoher Wahrscheinlichkeit ein, wenn der Fremdkörper nicht innerhalb der ersten vier Monate entfernt wird. In chronisch infiltrierten Lungenbezirken können sich Lungenabszesse bilden.

Diagnose. An einen Fremdkörper ist bei immer wiederkehrenden Hustenanfällen, bei

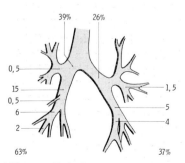

Abb. 12   Lokalisation der Fremdkörper (aus DIETZSCH u. Mitarb.: Dtsch. Gesundh.-Wes. 24 [1969] 491)

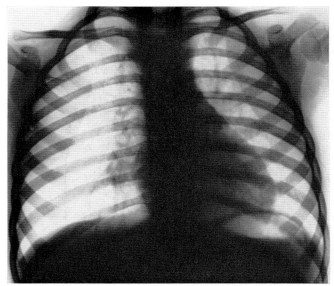

a

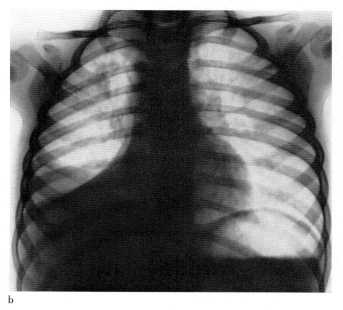

b

Abb. 13   Aspiration einer Erdnuß. 2jähriger Knabe. a) Blähung der rechten Lunge. b) 2 Tage später: Atelektase des rechten Unterlappens

einseitig abgeschwächtem Atemgeräusch und lokalisiertem, wiederholt gehörtem bronchitischem Befund zu denken. Hat man einmal den Verdacht, so ist für die Diagnose das Röntgenbild entscheidend. Direkt sichtbare Fremdkörper wie Metallbestandteile oder Knochenstücke sind selten; gewöhnlich muß man sich mit den indirekten Zeichen der Bronchialobstruktion begnügen: in den Frühstadien ist eine Überblähung der vom verstopften Bronchus versorgten Lungenteile die Regel (Abb. 13 a, siehe auch S. 64). Vor dem Durchleuchtungsschirm kann das Mediastinalwandern (Holzknecht-Jakobsonsches Phänomen) einen wichtigen Hinweis geben (s. S. 66). Wenn durch Schleimhautschwellung und Sekretstauung der Bronchus ganz verschlossen wird, kommt es zu Atelektasen (Abb. 13 b). Gelegentlich können Emphysem und Atelektasen miteinander abwechseln. Sitzt der Fremdkörper in einem kleinen Bronchus, so

können Dauerhusten und ein kleines nicht abheilendes Infiltrat die einzigen Symptome sein.

Besteht einmal der Verdacht, so muß baldmöglichst eine Bronchoskopie durchgeführt werden. Sie ermöglicht einerseits die endgültige Diagnose und auch gleichzeitig die radikale Therapie. Die Extraktion des Fremdkörpers gelingt um so leichter, je früher sie erfolgt. In veralteten Fällen, wo der Fremdkörper durch Granulationsgewebe fest eingemauert ist, kann ein operativer Eingriff nötig werden.

Bronchiektasen

Mit dem Begriff der Bronchiektasen (43) verbindet man oft noch die Vorstellung schwerer chronischer Krankheit mit Dauerhusten, massigem Sputum, Atmungsbehinderung, Trommelschlegelfingern und Thoraxdeformität. Derartige Fälle sind heute sehr selten geworden. Bei den leichteren Formen ist die Symptomatologie nicht typisch, und die Diagnose ist ausschließlich durch das Bronchogramm zu stellen. Schwere Bilder kommen noch bei der Pankreasfibrose vor, die aber in diesem Kapitel außer Betracht bleiben soll.

Häufigkeit. Wie häufig Bronchiektasen sind, weiß man wegen der Schwierigkeiten in der

Diagnostik nicht. CLARK (40) schätzt in einem abgegrenzten, überschaubaren Gebiet Schottlands einen diagnostizierten Bronchiektasefall auf jährlich 10 000 Kinder. Übereinstimmend wird von überall her berichtet, daß in den letzten 10–20 Jahren die Bronchiektasen wesentlich abgenommen haben. Abb. 14 zeigt diesen Rückgang am Beispiel einer Bostoner Klinik (45). Zeitlich fällt er mit dem Aufkommen der Antibiotika zusammen, aber auch mit der Verbesserung der allgemeinen Lebensbedingungen. Da, wie noch zu zeigen sein wird, den Infektionen eine wesentliche Rolle bei der Pathogenese der Bronchiektasen zukommt, dürfte die ausgedehnte antibiotische Behandlung von Erkrankungen der Luftwege die Hauptrolle spielen.

Pathogenese. Längere Zeit stand die Frage, ob die Bronchiektasen angeboren oder erworben seien, im Vordergrund des Interesses. Besonders im deutschsprachigen Schrifttum wurde die Ansicht vertreten, die Bronchiektasen seien ein kongenitales Leiden. Im angelsächsischen Bereich gelten sie als erworben. Wir legen dem Folgenden diese Auffassung zugrunde. Als kongenital werden nur die ganz wenigen Fälle anerkannt, wo sich die Krankheit schon im frühen Säuglingsalter manifestiert. Es handelt sich zum Teil

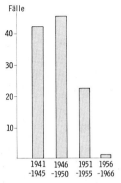

Abb. 14   Häufigkeit der Bronchiektasen (aus GLAUSER u. Mitarb.: Acta paediat. scand. Suppl. 165 [1969])

um eine Reifungshemmung, die zur zystischen Erweiterung der Bronchien führt, zum Teil um Stenosen oder um Knorpelanomalien. Beim sog. Williams-Campbell-Syndrom (42, 47) fehlen die Knorpel von der dritten Teilung der Segmentbronchien an. Im Bronchogramm sieht man bei der Inspiration ballonartige Erweiterungen der kleinen Bronchien, die sich bei der Exspiration wieder zusammenziehen.

Hauptursache der Bronchiektasen sind Infektionen, die bei etwa zwei Drittel der Fälle die Krankheit einleiten (43, 45). Wie aus größeren Statistiken hervorgeht, stehen die Pneumonien an erster Stelle (24% bei FIELD [43], 33% bei GLAUSER [45]). Es folgt der Keuchhusten (28% bei FIELD [43], 12% bei GLAUSER [45]). Die Masern spielen nur eine kleine Rolle (2%). Eine zweite, wesentlich kleinere Gruppe umfaßt Fälle, bei denen die Bronchiektasen infolge der Aspiration von Fremdkörpern, von flüssiger Nahrung oder von Blut (Tonsillektomie!) auftreten oder infolge stenosierender Prozesse verschiedener Art, wie tuberkulöse Lymphknoten, Tumoren, Gefäßanomalien. Die Entstehung von Bronchiektasen durch Bronchialverschluß kombiniert mit Infektion hat sich auch experimentell bestätigen lassen (41, 46). Eine Sondergruppe stellen die Fälle mit Kartagener-Syndrom dar, der Trias aus Situs inversus, chronischer Sinusitis und Bronchiektasen. Sie machen etwa 1% aller Bronchiektasefälle aus; anderseits finden sich bei 15–20% der Fälle von Situs inversus Bronchiektasen.

Wenn auch Infekte und Bronchialobstruktionen die Hauptrolle bei der Entstehung der Bronchiektasen spielen, so sind doch konstitutionelle Momente nicht außer acht zu lassen. Infektionen führen ja nur ausnahmsweise zu Bronchiektasen. So fand BIERING (39) bei der Nachuntersuchung von 151 Kindern, die eine Pneumonie, teilweise bei Pertussis, durchgemacht hatten, nur ein Kind mit Bronchiektasen. Bei Bronchialverschlüssen sind sie allerdings viel häufiger; hier dominiert das mechanische Moment. Die besondere An-

fälligkeit der Bronchiektatiker für Infektionen der oberen Luftwege ist wohlbekannt, ebenso die nicht seltene Kombination mit Asthma. Von familiärer Häufung weiß man außer beim Kartagener-Syndrom kaum etwas, ebensowenig von Rassenunterschieden. Eine Ausnahme bilden die Maoris auf Neuseeland, die besonders häufig an Bronchiektasen erkranken.

Verteilung. Bronchiektasen können einseitig oder doppelseitig sein. Sie können auf einen Lappen beschränkt sein oder sich auf mehrere Lappen verteilt finden. Am häufigsten befallen ist der linke Unterlappen, etwas weniger häufig der rechte Unterlappen, dann folgen Lingula und Mittellappen und in ziemlichem Abstand die beiden Oberlappen. In den Unterlappen sind die basalen Segmente am häufigsten betroffen, während das apikale Segment öfters frei bleibt. Bronchiektasen entstehen also vorwiegend in den abhängigen Partien, in denen die Entleerung des Sputums mit Schwierigkeiten verbunden ist.

Erkrankungsalter. In der großen Mehrzahl der Fälle beginnt die Krankheit in den ersten fünf Lebensjahren. Die Diagnose wird aber meistens wesentlich später gestellt, nach CLARK (40) bei etwa einem Drittel der Fälle fünf oder mehr Jahre nach den ersten Symptomen und nur bei einem Viertel nach etwa einem Jahr.

Symptomatologie. Die Symptome der Bronchiektasen sind jene der chronischen Bronchialinfektion. Husten ist am häufigsten, sei es, daß er dauernd vorhanden ist, sei es, daß immer wieder Hustenperioden auftreten. Er ist meistens locker, feucht, kann aber gelegentlich auch trocken sein. Nach etwa dem sechsten Jahr wird meistens Sputum ausgehustet, in sehr wechselnden Mengen. Vorher wird es verschluckt. Nur in den schweren Fällen ist es eitrig und zeigt beim Absetzen die klassische Dreischichtung. Fötiden Auswurf trifft man heute kaum mehr an. Blutbeimengungen sind eher selten, die Häufigkeitsangaben bewegen sich um einige Prozent. Der Auskultationsbefund über den Lungen kann recht verschiedenartig sein. In den frühen Stadien der Erkrankung findet man oft die Zeichen einer diffusen beidseitigen Bronchitis. Als charakteristisch für Bronchiektasen gelten Rasselgeräusche, die an umschriebener Stelle immer wieder gehört werden. Wartet man auf diesen Befund, so kann man die Diagnose leicht verpassen. Auskultationsphänomene am Sitz der Erkrankung sind ja nur möglich, wenn die Bronchien nicht mit Sekret ausgefüllt und die zugehörigen Alveolarbezirke noch durchlüftet sind. Infektionen der Kieferhöhlen sind sehr häufig, ja man kann sagen, daß das Fehlen einer Sinusitis maxillaris gegen das Vorhandensein von Bronchiektasen spricht. Thoraxdeformitäten im Sinne von Harrisonschen Furchen und Hühnerbrust kommen nur in schweren Fällen vor. Diese zeigen dann auch die charakteristische Haltung mit den runden hängenden Schultern und der Thorakalkyphose. Trommelschlegelfinger sind ein charakteristisches Symptom, das bei einem Viertel bis zur Hälfte der Fälle vorkommt. Sie sind ein Zeichen eitriger Infektion und verschwinden wieder, wenn diese behoben ist, sei es durch Operation, sei es durch Medikamente. Fieberschübe mit vermehrten bronchitischen Geräuschen oder mit Symptomen der Pneumonie sind häufig, besonders bei den jungen Kindern. Das Wachstum kann bei schweren Fällen beträchtlich verlangsamt sein. Die Körperlänge liegt bei der Mehrzahl der Kinder mit Bronchiektasen unter der 50. Perzentile (44).

Röntgenbefunde: Die gewöhnliche Thoraxübersichtsaufnahme zeigt nur ausnahmsweise einen ganz normalen Befund. Am häufigsten findet man eine verstärkte peribronchiale streifige Zeichnung, besonders in den am meisten betroffenen basalen Teilen der Lunge. Manchmal weist eine wabige Struktur auf Bronchiektasen hin. Sie ist aber keineswegs beweisend. Kleinere bronchopneumonische Verdichtungen sind ziemlich häufig, besonders in den schwereren Fällen, ebenso Segment- oder Lappenatelektasen.

Ausschlaggebend für die Diagnose ist das *Bronchogramm.* Es ist indiziert bei verdächtiger Anamnese zusammen mit verdächtigem klinischen Befund und einem Röntgenbild, das mit Bronchiektasen vereinbar ist. Es soll die Diagnose sichern und gleichzeitig im Hinblick auf die einzuschlagende Therapie die Ausdehnung der Erkrankung erkennen lassen. Deswegen sind prinzipiell beide Seiten zu füllen. Zur Technik: Meistens wird heute die Bronchographie in allgemeiner Anästhesie vorgenommen. Als Kontrastmittel sollen nur solche verwendet werden, die resorbierbar sind. Eine der Hauptschwierigkeiten liegt darin, daß die kleineren Bronchien oft durch Sekret verstopft sind und daher eine vollständige Füllung nicht möglich ist. Es ist deshalb darauf zu achten, daß das Sputum vor der Bronchographie möglichst vollständig entleert wird. Man unterscheidet zylindrische, fusiforme und sackförmige Bronchiektasen. Manche Autoren grenzen als Sonderform noch die varikösen ab mit Erweiterungen, die perlschnurartig aufgereiht sind. Bei den zylindrischen Bronchiektasen wird das Lumen der Bronchien gegen die Peripherie hin nicht kleiner, sondern bleibt gleich oder wird etwas größer. Kleinste Bronchien lassen sich nicht mehr darstellen. Die Füllung bricht bei noch breitem Lumen plötzlich ab (branches cassées). Zur Alveolarfüllung kommt es in den betroffenen Gebieten nicht. Der Bronchialbaum gleicht also einem „Baum im Winter". Häufig sieht man, daß die Bronchialäste näher beisammen liegen als normal, was auf eine Volumenverkleinerung der befallenen Lappen hinweist (éventail fermé). Zielaufnahmen bei geringem Fokus-Film-Abstand täuschen oft in bezug auf das Kaliber der Bronchiektasen. Eine Übersichtsaufnahme mit normalem Abstand zeigt dann, daß sie viel kleiner sind, als man anfänglich annahm (Abb. 15). Die Deutung der Bilder mit sackförmigen Bronchiektasen macht in der Regel keinerlei Schwierigkeiten (Abb. 16).

Differentialdiagnose. Schwierigkeiten bereiten in erster Linie Kinder mit rezidivierenden

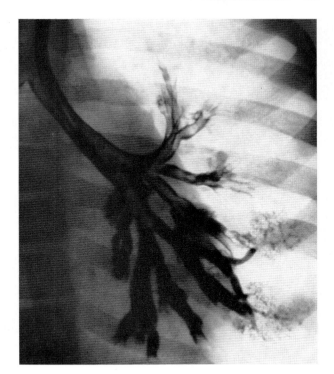

a

b

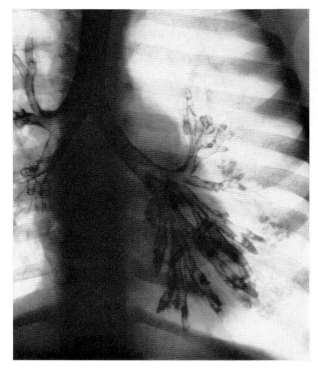

Abb. 15 Bronchogramm. Aufnahmetechnik: a) gezielte Aufnahme mit
kleinem Fokus-Film-Abstand, b) Übersichtsaufnahme mit 1,5 m Abstand.
Auf der gezielten Aufnahme erscheinen die Bronchiektasen überdimensio-
niert, die Normalaufnahme läßt das
richtige Kaliber erkennen

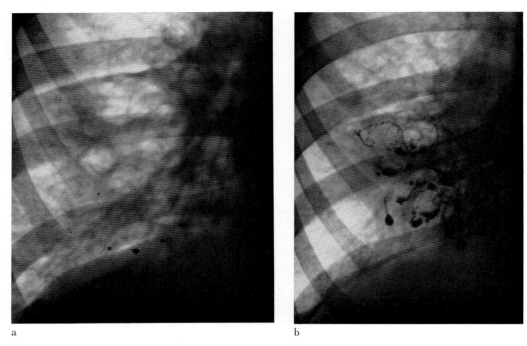

a   b

Abb. 16 Ampulläre Bronchiektasen im Mittellappen. Genese unbekannt. 10jähriges Mädchen. a) Leer-
aufnahme, b) Bronchogramm

Infekten der oberen und unteren Luftwege, die ja stets mit Husten einhergehen. Sie werden immer wieder mit der Diagnose Bronchiektasen in Krankenhäuser eingewiesen. Die Unterscheidung ist nicht leicht, können doch Bronchiektasen unter diesem Bild erscheinen. Eine erste Klärung ist möglich durch die Lungenübersichtsaufnahme und durch eine Röntgenaufnahme der Kieferhöhlen. Ist beides normal, so sind die Bronchiektasen unwahrscheinlich. Der Auskultationsbefund ist unzuverlässig, kann er doch bei Bronchiektasen zeitweise normal sein. In zweiter Linie kommt die chronische Bronchitis ohne Bronchiektasen in Betracht. Die Symptomatologie ist dieselbe wie bei den Bronchiektasen und die Differentialdiagnose nur durch das Bronchogramm zu stellen. Und endlich ist immer die Pankreasfibrose in Betracht zu ziehen. Sie ist ja heute die häufigste Ursache einer chronischen bronchopulmonalen Erkrankung. Es ist deshalb bei allen Fällen mit chronischer Bronchitis ein Schweißtest durchzuführen. Sehr wichtig sind Geschwistererkrankungen und die Kombination mit einem Malabsorptionssyndrom. Einen weiteren Anhaltspunkt kann das Röntgenbild geben, das bei der Pankreasfibrose (s. S. 31) eine erhebliche Lungenblähung zeigt und im allgemeinen bedeutend schwerere Veränderungen als bei den banalen Bronchiektasen. Auch das Bronchogramm kann Verdacht erregen, sind doch die Erweiterungen bei der Pankreasfibrose unregelmäßig über die Lungenfelder verteilt und oft auch in den Oberlappen zu finden, während bei den gewöhnlichen Bronchiektasen die Unterlappen bevorzugt sind.

Verlauf und Prognose. Es gibt mehrere Langzeitstudien über den Verlauf der kindlichen Bronchiektasen. Am bekanntesten ist diejenige von FIELD (44). Beim Kleinkind erscheint die Krankheit oft unter dem Bild der dauernden generalisierten Bronchialinfektion. Im Schulalter bessert sich meist der Zustand. Die Anfälle akuter Bronchitis werden seltener, wenn auch Husten, Expektoration und Schnupfen andauern. Eine wesentliche Besserung tritt im Pubertätsalter ein. Husten und Expektoration gehen zurück, wenn sie bleiben, behindern sie das Kind wenig. Die Trommelschlegelfinger verschwinden, der Auskultationsbefund normalisiert sich. Die Aktivität des Adoleszenten ist kaum behindert. Die meisten führen ein normales aktives Leben. Am schlechtesten geht es meist jenen Patienten, die asthmatische Symptome haben. Bei ihnen dauert die chronische Bronchitis an, das Wachstum ist verlangsamt und sie sind im allgemeinen in ihrer Aktivität behindert. – Es scheint, daß sich später, im Erwachsenenalter, die Symptome eher wieder verschlechtern und häufiger Bronchitiden auftreten. Darüber ist aber einstweilen noch wenig bekannt. FIELD (44) verfolgte 225 Patienten während 8 bis 21 Jahren. Das Resultat am Ende der Beobachtungsperiode war folgendes: sehr guter Zustand 31%, gegenüber früher gebessert 54%, unverändert 11%, verschlechtert 2% und gestorben 2%. Andere Statistiken zeigen ähnliche Ergebnisse; stets ist die Mehrheit der Kinder entweder symptomfrei oder durch die Symptome wenig behindert, die schlechten Fälle machen immer nur eine kleine Minderheit aus.

Von einer eigenen Gruppe, deren Krankheit sich zum größten Teil in der vorantibiotischen Zeit abspielte, überblickten wir den Verlauf bei 36 Patienten (48). Die Sterblichkeit war mit 9 Todesfällen hoch, doch haben sich darunter wahrscheinlich einzelne Fälle von Pankreasfibrose befunden. Bei den Überlebenden zeigte sich nach einer Beobachtungszeit von 10 bis 15 Jahren folgendes Bild: im Beruf nicht behindert 24 Patienten (davon ohne Beschwerden 9, mit geringen Beschwerden 15), im Beruf behindert, mit starken Beschwerden 5 Patienten. Aus der ersten Gruppe sind 4 lobektomiert worden. Die Krankheit hat also bei zwei Drittel ohne Operation und Antibiotika einen günstigen Verlauf genommen.

Die Frage, ob Bronchiektasen rückbildungsfähig sind, muß für leichte Formen der zylindrischen Erweiterungen bejaht werden. Es liegen darüber genügend Dokumente vor. Das gilt allerdings nur für frische Fälle, und es ist vorgeschlagen worden, hier von Pseudobronchiektasen zu sprechen. Sackförmige Bronchiektasen sind stets irreversibel. Eine weitere Frage geht dahin, ob sich der Krankheitsprozeß im weiteren Verlauf ausbreitet. CLARK (40) fand bei 79 Fällen, die wiederholt bronchographiert wurden, 46mal keine Veränderung, 27mal eine Verschlechterung (nämlich 12mal eine Kalibervergrößerung und 15mal eine Ausbreitung auf andere Segmente), 7mal eine Verbesserung. FIELD (44) bestreitet aber, daß eine Ausbreitung vorkommt.

Todesfälle sind selten. Sie sind meistens verursacht durch das Versagen eines Cor pulmonale, ganz ausnahmsweise einmal durch einen Hirnabszeß.

Therapie. Die erste Frage lautet: konservative oder chirurgische Behandlung? Sie wird an verschiedenen Orten verschieden beantwortet. Einer großen Operationsfreudigkeit in den vierziger und fünfziger Jahren ist jetzt eine gewisse Zurückhaltung gefolgt. Eine klare Operationsindikation geben sackförmige Bronchiektasen, wenn sie lokalisiert sind, ferner geschrumpfte Lappen mit Bronchialerweiterungen. Bei mehr diffusen Prozessen ist die Operation im allgemeinen nicht indiziert. Bei schweren klinischen Symptomen hat man zu überlegen, ob die Bronchiektasen so verteilt sind, daß durch gezielte Segmentresektionen der größte Teil des erkrankten Gewebes ohne wesentliche Funktionseinbuße entfernt werden kann. Nicht operiert werden sollen zylindrische Bronchiektasen, die wenig Symptome machen. Hier ist immer mit einer Rückbildungsmöglichkeit zu rechnen. Die Vorteile der Resektion sind evident. Wenn die Resultate nicht immer den Erwartungen entsprechen, so hängt das damit zusammen, daß oft der Bronchialbaum in seiner Gesamtheit erkrankt ist, und daß noch eine nicht sanierte Sinusitis maxillaris vorliegt. Auch ist zu bedenken, daß nach Resektion eines Unterlappens Teile des Oberlappens in eine abhängige Lage geraten und deshalb chronische Sekretstauungen aufweisen können. – Die Operationsletalität, die früher gar nicht klein war, spielt heute bei der Indikationsstellung kaum noch eine Rolle. Postoperative Atelektasen sind bei kleinen Kindern besonders häufig, so daß sie nach Möglichkeit nicht operiert werden sollten. Bevor man sich zur Resektion entschließt, ist in jedem Alter eine mehrmonatige Beobachtungszeit mit intensiver internistischer Therapie angezeigt.

Die konservative Therapie hat ebenfalls erhebliche Fortschritte gemacht. Daß Antibiotika verwendet werden, ist fast selbstverständlich. Sie sollten aber für die Behandlung akuter Schübe reserviert werden. Da neben den Pneumokokken auch der Haemophilus influenzae eine wesentliche Rolle spielt, wird man zu Breitspektrumantibiotika greifen. Außerordentlich wichtig ist die Physiotherapie mit gründlicher Entleerung des Sputums. Die früher übliche Quinckesche Hängelage genügt längstens nicht mehr. Wir verlangen heute gezieltes Beklopfen in verschiedenen Lagen, ferner Atemübungen und Allgemeingymnastik, welche das Sputum bedeutend besser mobilisieren als die einfache Hängelage. Diese Therapie muß konsequent durchgeführt werden und führt so zu sehr guten Resultaten.

Klimatische Kuren, insbesondere im Hochgebirge, können sich günstig auswirken. Sie müssen aber an Orten durchgeführt werden, an denen die sachgemäße Physiotherapie garantiert ist.

Die summarische statistische Gegenüberstellung der Ergebnisse chirurgischer und konservativer Behandlung hat nur einen begrenzten Aussagewert, weil das Krankengut verschieden ist. Bei den konservativ behandelten Fällen finden sich einerseits die leichten zylindrischen Erweiterungen, andererseits die schweren diffusen Formen, bei den operierten vor allem die lokalisierten. Was etwa erreicht wird, zeigt die Zusammenstellung (Abb. 17)

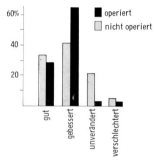

Abb. 17 Ergebnisse der konservativen und der operativen Behandlung der Bronchiektasen (aus FIELD, C. E.: Arch. Dis. Child. 36 [1961] 587)

von FIELD (44). CLARK (40) hat aus verschiedenen Statistiken über 556 Kinder folgendes geschlossen: 75% aller in Spitalbehandlung kommenden Kinder wurden operiert. Davon konnten 70% ein sehr befriedigendes Dauerresultat erwarten. Die Resektion ist die Methode der Wahl, wenn das erkrankte Gewebe vollständig entfernt werden kann.

Zystische Pankreasfibrose

(Synonym: Mukoviszidose)

Die zystische Pankreasfibrose (50, 53, 56) wurde 1936 von FANCONI in Europa und 1938 von ANDERSON in Amerika erstmals beschrieben. Die Entdeckung von DI SANT'AGNESE (1953), daß die Elektrolytausscheidung im Schweiß immer erhöht ist, lieferte ein wichtiges Hilfsmittel, das auch Fälle zu erkennen erlaubt, die nicht die voll entwickelte Symptomatologie aufweisen. So ist heute ein viel mannigfaltigeres Bild der Krankheit entstanden als das ursprüngliche, eher monotone. Die Antibiotika und die neuen Techniken der Inhalationstherapie haben die Lebensaussichten verbessert und eine Verschiebung im Altersaufbau der Patienten bewirkt.

Die grundlegende Störung besteht in der Sekretion eines zu zähen Schleims in allen mukösen Drüsen (Mukoviszidose). Der biochemische Defekt ist nicht bekannt, ebensowenig die Beziehung zur abnormen Zusammensetzung des Schweißes. Beides ist zur Zeit Gegenstand intensiver Forschung. Die Zähigkeit des Schleims führt zum Mekoniumileus des Neugeborenen, zur Fibrose und Insuffizienz des exkretorischen Anteils des Pankreas und damit zum Malabsorptionssyndrom und endlich zur Bronchialobstruktion. Die Kombination von chronischer Verdauungsinsuffizienz und chronischer bronchopulmonaler Erkrankung war bis zur Entdeckung des Schweißtests eines der wichtigsten diagnostischen Merkmale. Die Häufigkeit der Homozygoten, also der Erkrankten, wird sehr verschieden angegeben; es werden Zahlen zwischen 1 : 1000 und 1 : 10 000 genannt (51, 56). Eine wahrscheinliche mittlere Häufigkeit liegt bei 1 : 2000. Ihr würde eine Häufigkeit der heterozygoten Genträger von 5% entsprechen.

Die Krankheit kommt anscheinend nur bei der europiden Rasse vor. Sie fehlt bei den Mongoliden und bei den unvermischten Negriden.

Pathologische Anatomie. Der Tracheobronchialbaum zeigt eine ausgedehnte Bronchitis und Bronchiolitis mit zähschleimigem, meist aber schleimig-eitrigem oder eitrigem Sekret, die an Schwere peripherwärts zunimmt. In der Regel bestehen Bronchiektasen vom zylindrischen Typus, nur ausnahmsweise sackförmige. Zerstörung der Wand in den erweiterten Bronchiolen kann zu miliaren Abszessen führen. Histologisch zeigt die Bronchitis und Bronchiolitis nichts vom üblichen Bild Abweichendes. In den Lungen finden sich neben geblähten Bezirken Atelektasen verschiedenen Ausmaßes sowie broncho-

pneumonische Herde. Die geblähten Teile zeigen einfache Erweiterung ohne Septenverlust (60). Die pneumonischen Veränderungen bestehen in lobulären Pneumonien mit eitriger Bronchiolitis. Oft findet sich auch eine Peribronchiolitis mit Beteiligung der anliegenden Alveolen. Bezirke mit älteren pneumonischen Veränderungen zeigen öfters Organisation.

Pathogenese. Die erste und wichtigste Störung ist die Stenosierung der kleinen Bronchien durch das zähe Sekret. Dadurch kommt es zur Blähung der Lunge, wie sie auf dem Röntgenbild erkennbar ist. Diese Lungenblähung kann bestehen, ohne daß irgendwelche Zeichen entzündlicher Vorgänge nachzuweisen wären. Bei Infekten verstärkt sich die Stenose durch Schleimhautschwellung und vermehrte Bildung zähen Sekretes. Bronchialobstruktionen und Bronchialwandschädigung sind die Ursachen für die Entstehung von Bronchiektasen. Die ausgesprochene Infektanfälligkeit muß wohl als Folge des gestörten Reinigungsmechanismus durch die Zilien betrachtet werden. Diese brauchen für ihre Bewegung eine dünnflüssige Schleimschicht. Es gibt aber Fälle, die jahrelang keine schweren Infekte aufweisen, so daß man andere Schutzmechanismen in Betracht ziehen muß. Hat sich erst einmal eine chronische eitrige Bronchitis entwickelt, so läuft der Prozeß in den meisten Fällen fast schicksalsmäßig ab. Trotz der modernen Behandlungsmethoden können die Infekte nie ganz gebannt werden. Die Bronchialobstruktion nimmt zu und damit die Störung der Atemfunktion, die schließlich zur Ateminsuffizienz führt.

Klinisches Bild. Der Beginn fällt meist ins 1. Lebensjahr. Es gibt aber Fälle, wie besonders die neueren Beobachtungen erwiesen haben (54), die erst später, nach dem 3. Jahr, ja zum Teil erst im Schulalter die ersten über das Banale hinausgehenden pulmonalen Symptome zeigen (s. unten). Erstes Krankheitszeichen ist meist der hartnäckige Husten. Er hat vor allem beim Säugling einen besonderen Charakter: langdauernde Anfälle von krampfhaftem Reizhusten, die an Pertussis denken lassen. Ebenfalls mehr zu Beginn findet sich das Bild der asthmoiden Bronchitis mit pfeifender Atmung, Lungenblähung und exspiratorischem Giemen. Erst später folgen febrile, schubweise auftretende Bronchitiden und Pneumonien. Im fortgeschrittenen Stadium gibt es fast keine freien Intervalle mehr, und die Kinder bieten das typische Bild einer schweren chronischen Bronchitis mit oder ohne Bronchiektasen. Der Thorax ist faßförmig und steht in Inspirationsstellung; es bestehen eine mehr oder weniger ausgesprochene Zyanose, Uhrglasnägel oder Trommelschlegelfinger. Im Sputum findet man häufig Staphylokokken und Pseudomonas aeruginosa, seltener den Haemophilus influenzae, Streptokokken u. a. (59, 62). Die Pseudomonas scheint in den letzten Jahren häufiger geworden zu sein. Da sich aber im klinischen und pathologisch-anatomischen Bild nichts geändert hat, dürfte sie keine wesentliche Bedeutung für die Pathogenese haben (56). Über Aspergillen s. S. 104.

In den späten Stadien kommt es zur Rechtsdekompensation mit manchmal plötzlich auftretender Herzdilatation und starker Lebervergrößerung. Solche akuten Krisen können sich wieder zurückbilden, doch erliegen die Patienten früher oder später ihrer Lungen- und Herzinsuffizienz. Seltene, nur bei schweren Fällen vorkommende Komplikationen sind Spontanpneumothorax (64) und Hämoptoen. Die Nasennebenhöhlen sind fast immer miterkrankt im Sinne einer chronischen Sinusitis. Gelegentlich ist dies die erste Manifestation der Krankheit. In den Nasengängen finden sich öfters Polypen.

Der geschilderte Normalverlauf ist zwar häufig, aber durchaus nicht immer zu beobachten. Manchmal beginnt die Erkrankung ganz akut unter dem Bild einer Pneumonie, der die Kinder im ersten Schub erliegen können. Vor der Zeit der Antibiotika sind wohl viele Säuglinge auf diese Weise gestorben, ohne daß die Krankheit erkannt worden ist. Anderseits können jahrelang, während bereits die typische Verdauungsstörung besteht, die Atmungsorgane nur geringfügige Symptome aufweisen. Über diese Fälle wird später berichtet.

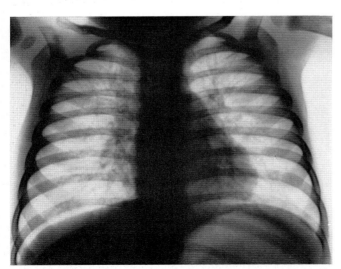

Abb. 18 Pankreasfibrose, Frühstadium. 4 Monate altes Kind. Atemnot und Hüsteln seit Mitte Januar 1971. Beim Spitaleintritt am 20. Januar 1971 Dyspnoe, stoßende Atmung, pertussoider Husten, keine Rasselgeräusche. Im Röntgenbild lediglich Lungenblähung mit leicht verstärkter Zeichnung im rechten Unterfeld

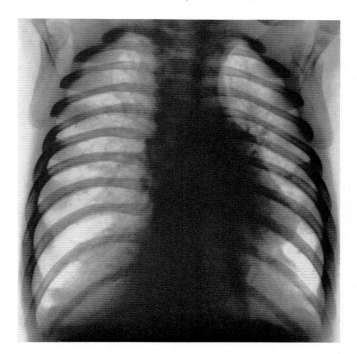

Abb. 19 Pankreasfibrose. Extreme
Lungenblähung. 4 Monate altes
Kind, 10 Tage ante exitum

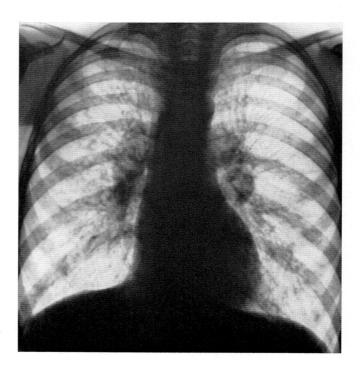

Abb. 20 Pankreasfibrose, mittel-
schwere Form mit ausgesprochener
Peribronchitis (6jähriger Knabe)

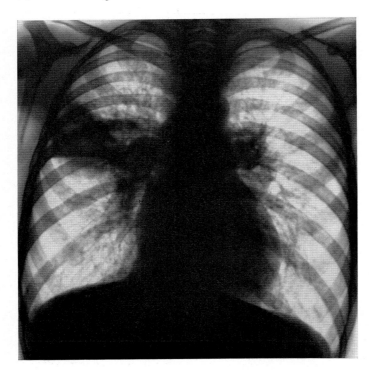

Abb. 21 Pankreasfibrose mit Atelektase des rechten pektoralen Oberlappensegmentes. 9jähriger Knabe

Röntgenbefunde: Die Veränderungen in den Röntgenbildern sind sehr vielgestaltig. Beim ganz jungen Kind steht die Blähung ganz im Vordergrund (Abb. 18). Sie kann extreme Grade erreichen (Abb. 19). In den stark erweiterten Lungen lassen sich kaum sonstige Veränderungen erkennen. Später sieht man die Zeichen der Peribronchitis, d. h. eine verstärkte streifige Zeichnung, insbesondere in den Unterfeldern, weniger in den Oberfeldern (Abb. 20). Atelektasen, seien es solche von Segmenten (Abb. 21) oder von ganzen Lappen, sind nicht selten und kommen um so häufiger zur Beobachtung, je regelmäßiger die Röntgenkontrollen durchgeführt werden (55). In späteren Stadien treten bronchopneumonische Herde hinzu, zuerst kleinfleckige, diffus angeordnete, später auch gröbere in verschiedenen Lungenpartien. Das Bild der geblähten Lunge mit der diffusen klein- bis mittelherdigen chronischen

Bronchopneumonie ist für die Pankreasfibrose recht charakteristisch (Abb. 22). Gelegentlich kommen auch größere pneumonische Bezirke vor, vereinzelt auch Abszeßbildungen. Bronchogramme zeigen meist zylindrische Bronchiektasen, die im Gegensatz zu jenen bei sonstiger chronischer Bronchitis nicht auf die typischen Stellen in den Unterlappen beschränkt sind, sondern sich auch in den oberen Partien finden. Manchmal kann man die dicht mit Sekret vollgestopften Bronchien als fingerförmige Schatten schon im gewöhnlichen Röntgenbild sehen, deutlicher im Tomogramm (71). Diese „mucoid impaction" kommt am häufigsten im rechten Oberlappen vor.

Atypische Verläufe (54). Neben dem geschilderten Verlauf gibt es atypische Fälle, die lange unerkannt bleiben und gewöhnlich nur durch den Schweißtest erfaßt werden können. Ungewöhnlich ist meistens, daß die Krank-

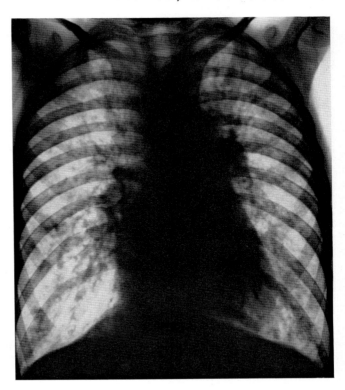

Abb. 22   Pankreasfibrose, schwere Form. Starke Blähung, diffuse pneumonische Infiltrate

heit spät manifest wird. Unter 110 gesicherten Fällen von Mukoviszidose der Zürcher Kinderklinik traten bei 85% die Lungensymptome im Verlauf der ersten drei Lebensjahre auf (davon 80% im 1. Jahr). Die 15% „Spätbeginner" zeigten zum Teil frühzeitig Zeichen der Verdauungsinsuffizienz, was dann zur Diagnose „Zöliakie" führte. Ein Teil hatte überhaupt nie Darmstörungen – ein weiterer Grund für diagnostische Schwierigkeiten. Die Lungenerkrankung verlief trotz spätem Beginn bei der Hälfte der Fälle in üblicher Weise, bei der anderen Hälfte aber auffallend gutartig (Abb. 23).

Diagnose. Die typischen Fälle sind leicht erkennbar. Die Kombination von Verdauungsstörung im Sinne eines Malabsorptionssyndroms und chronischer Bronchialerkrankung läßt sofort an die Pankreasfibrose denken, ganz besonders, wenn sichere oder vermutbare Fälle in der Geschwisterschaft oder der

weiteren Verwandtschaft vorgekommen sind. Ein Mekoniumileus in der Anamnese bedeutet mit Sicherheit, daß eine Mukoviszidose vorliegt. Sollen aber atypische Formen der Beobachtung nicht entgehen, so sind bei allen chronischen Bronchitiden, auch wenn keine Symptome von seiten der Verdauungsorgane bestehen, und bei allen chronischen Durchfallerkrankungen, auch wenn nur banal erscheinende Symptome der Atemwege vorliegen, Schweißuntersuchungen durchzuführen. – Blutenden Ösophagusvarizen bei Leberzirrhose kann eine Mukoviszidose zugrunde liegen (54).

Pathophysiologie. Bei schweren Fällen ist die Vitalkapazität erniedrigt und das Residualvolumen erhöht (52). Am besten korreliert der Quotient Residualvolumen/Totalkapazität mit dem klinischen Schweregrad (49), aber auch die Vitalkapazität und der Tiffeneau-Test geben zusammen ein gutes Maß (65). Die

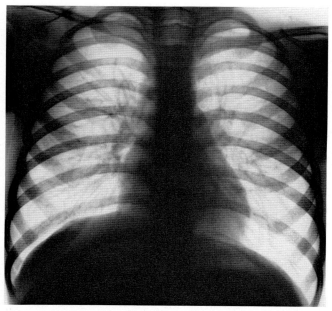

Abb. 23 Pankreasfibrose, atypische, fast rein intestinale Form. Vom 10. Monat an große stinkende Stühle und großer Bauch. Bis zum 7. Jahr Herter-Diät ohne Erfolg. Mit 6 Jahren Nasenpolypen entfernt. Keine Bronchitiden. Mit 7 Jahren Kinderspital Zürich. Lungen klinisch normal, ebenso das Röntgenbild, jedoch Uhrglasnägel und eine O_2-Untersättigung von 81%. Verschattung der Sinus maxillares. Schweißelektrolyte erhöht

Symptome der Bronchialobstruktion ändern sich nicht durch Inhalation von Bronchodilatatoren. Vor diesen massiven Funktionsstörungen macht sich die unregelmäßige Ventilation bemerkbar, d. h. die ungleiche Verteilung der eingeatmeten Luft auf die verschiedenen Alveolarbezirke. Sie kann unter Umständen schon nachgewiesen werden, wenn klinisch und röntgenologisch der Lungenbefund noch normal ist (69); sie gibt aber keine Auskunft über den Schweregrad (49). Die pulmonale Hypertension geht dem Grad der Hypoxie parallel. Sie ist sofort durch Sauerstoffgabe günstig zu beeinflussen, auf längere Frist durch Infektbekämpfung (60). Nach Moss (68) ist das Cor pulmonale bei der Mukoviszidose oft schwer nachzuweisen, weil es durch die Lungenveränderungen maskiert ist. Vergleiche von Herzkatheteruntersuchungen mit anderen Befunden haben gezeigt, daß man ein Cor pulmonale annehmen muß, wenn

die Vitalkapazität weniger als 60% des Sollwertes beträgt und wenn bei Einatmung reinen Sauerstoffs während 10 Min. ein pO_2 von 300 mm Hg nicht erreicht wird.

Prognose. Die Prognose wird durch den Verlauf der Lungenerkrankung und nur in unbedeutendem Maße durch die therapeutisch gut beeinflußbare Verdauungsinsuffizienz bestimmt. Sie hängt ab vom Zeitpunkt der Diagnose, von der Art und Weise, wie die Therapie durchgeführt wird, und von individuellen Verschiedenheiten im Schweregrad der Erkrankung. Früher verstarb die große Mehrzahl der Patienten im 1. Lebensjahr, eine Minderheit im Kleinkindesalter. Aber es gab auch vor der Einführung der Antibiotika einzelne, die das Schulalter, ja das Erwachsenenalter erreichten. Und anderseits gibt es heute noch Fälle, die die Kindheit durchlaufen, ohne daß die Diagnose gestellt wird, und demzufolge auch keiner der Krankheit angepaßten Therapie teilhaftig werden. In unserem Krankengut der letzten 10 Jahre starb immer noch ein Drittel der Kinder im 1. Jahr. Der entscheidende Einfluß der Therapie geht aus einer amerikanischen Berechnung der Lebenserwartung hervor (72). Sie betrug vor Einführung der Antibiotika 7 Monate, mit Antibiotika ohne Aerosolbehandlung $3\frac{1}{2}$ Jahre, mit Antibiotika, Aerosolen und Lagedrainage 12 Jahre und bei ganz frühzeitigem Behandlungsbeginn 21 Jahre. Eine etwas andere Berechnung zeigt Abb. 24 (61). Man begegnet also heute in zu-

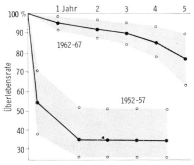

Abb. 24   Überlebenszeit bei Pankreasfibrose (nach Huang)

nehmendem Maße Patienten, die das Erwachsenenalter erreichen. Shwachman u. Mitarb. (70) berichten über 65 von ihnen, deren ältester 32 Jahre zählte. Der Zustand war bei 7 sehr gut, bei 19 gut, bei 29 ziemlich gut und bei 10 mittelmäßig oder schlecht. Das heißt also, daß mindestens die Hälfte ein normales Leben führen konnte. Die erwachsenen Patienten von Di Sant'Agnese (57) waren normal groß, einige leicht adipös. Die Männer sind aber wegen angeborener Obliteration der Samenstränge steril (63). Da die Therapie noch weiter verbessert wird, läßt sich heute über die Prognose nur so viel sagen, daß die Krankheit nicht mehr wie früher fast absolut tödlich, sondern mit einem längeren Leben vereinbar ist.

Therapie. Die wesentlichen Fortschritte der letzten zwei Jahrzehnte sind Antibiotika und Aerosolbehandlung.

Über die beste Methode der antibiotischen Therapie sind die Meinungen noch geteilt. Man kann sie, hoch dosiert, auf akute Schübe beschränken. Frühzeichen der bronchialen Infektion sind vermehrter Husten, vermehrtes Sputum, keuchende Atmung, Appetitverlust, Leistungsabnahme, trockene und feuchte Rasselgeräusche, Abnahme der Vitalkapazität. Anderseits wird eine Dauerbehandlung mit niedrigen Dosen empfohlen, über deren Wert aber noch keine Gewißheit besteht. Die Wahl des Antibiotikums richtet sich nach den bakteriologischen Befunden und nach dem Erfolg. In der Regel wird ein solches mit breitem Spektrum notwendig sein. Den Nachteil der Tetrazykline, die bei $\frac{1}{2}$- bis 5jährigen Kindern Verfärbungen des Dauergebisses hervorrufen, wird man in Kauf nehmen, ggf. auch das Risiko, das die Chloramphenicolbehandlung in sich schließt. Zusätzlich zur oralen Anwendung kann die lokale in Form von Aerosolen treten. Auf diesem Weg kann man auch Stoffe zuführen, die anders nicht vertragen werden, wie Neomycin, Polymyxin usw.

Die Aerosoltherapie hat zum Ziel, die Verstopfung der Bronchien durch den zähen Schleim zu beheben (58, 66). Bei systematischer Anwendung und geeigneten Apparaturen ist dies teilweise erreichbar. Die günstige Wirkung der Aerosolbehandlung ist nicht nur durch die klinische Beobachtung, sondern auch durch Lungenfunktionsprüfungen erwiesen (67). Es wird heute von verschiedenen Seiten empfohlen, die Aerosolbehandlung so frühzeitig als möglich zu beginnen, auch wenn noch keine Bronchitis besteht. Diese Forderung leuchtet ein, wenn man sich die Pathogenese der Erkrankung vor Augen hält. Es sind zwei Methoden in Gebrauch: die kurzfristige Inhalation mit Maske und das Nebelzelt, in dem der Patient die Nacht und evtl. die Zeit des Mittagsschlafes verbringt. Der Vernebler muß Teilchen von 1–10 μ liefern, für das Zelt solche von höchstens 5 μ, und pro Stunde ca. 30 ml Wasser verdampfen können. Eine Gefahr der Aerosolbehandlung liegt in der Infektion durch Pycyaneus, der sich sehr leicht in den Verneblern ansiedelt (s. S. 76). Diese sind deshalb regelmäßig zu reinigen und zu desinfizieren (Technik bei 69 a).

Jede Aerosolbehandlung muß, wenn sie sich voll auswirken soll, von einer Entleerung des Bronchialbaums gefolgt sein, die durch geeignete Lagerung, Vibrationsmassage und Atemübungen erreicht wird (66). Wie bei allen chronischen Bronchitiden sind allgemeine Körperübungen, Lauf und Spiel im Freien sehr wirksame Ergänzungen zur speziellen Physiotherapie.

Die geschilderte Therapie ist sehr aufwendig und verlangt ein beträchtliches Maß an Mitarbeit von seiten der Eltern. Die Frage, ob zur Diagnosestellung, Einleitung der Behandlung und Anlernung der Eltern das Kind in ein Krankenhaus aufgenommen werden muß, hängt von lokalen Gegebenheiten ab. Unter günstigen Bedingungen ist das nicht unbedingt nötig. Unerläßlich ist aber, daß die Kontrolle und die Überwachung der Behandlung in den Händen von Ärzten liegt, die über die nötige Sachkenntnis verfügen und bereit sind, mit Energie eine konsequente Therapie durchzusetzen. Es sind an manchen Orten besondere Zentren geschaffen worden, die ihre Berechtigung dort haben, wo die Betreuung anderweitig nicht möglich ist. Die verschiedenen nationalen Pankreasfibrose-Gesellschaften können neben der Förderung wissenschaftlicher Arbeiten wertvolle Hilfe leisten durch die Bereitstellung von Material für Elternaufklärung und durch die Unterstützung in finanziellen Belangen.

Asthma bronchiale

Das Asthma bronchiale ist charakterisiert durch anfallsweise auftretende Atemnot mit behinderter Exspiration. Sie wird verursacht durch einen Spasmus der Bronchialmuskula-

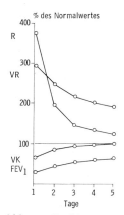

Abb. 25   Rückbildung der pathologischen Funktionswerte nach Asthmaanfall. R = Atemwegswiderstand, VR = Residualvolumen, VK = Vitalkapazität, FEV_1 = forciertes Exspirationsvolumen, 1 Sek. (Tiffeneau-Test). Zu beachten ist der langsame Rückgang des Residualvolumens und besonders des Tiffeneau-Tests (nach ENGSTRÖM)

tur, eine Schwellung der Bronchialschleimhaut und vermehrte Produktion eines zähen Schleimes.

Pathophysiologie. Da das Bronchiallumen bei der Inspiration weiter ist als bei der Exspiration, kann die Luft wohl noch eingeatmet, aber nur mit Schwierigkeiten wieder ausgeatmet werden. Die Ausatmung geht normalerweise passiv durch die elastischen Kräfte der Lungen vor sich. Beim Asthmaanfall muß die Atemmuskulatur in Funktion treten, was eine erhebliche Vermehrung der Atemarbeit bedeutet und zudem eine Kompression der Bronchien zur Folge hat. Weitere Folgen der Stenose sind eine Verlangsamung der Exspiration, meßbar im Tiffeneau-Test (s. S. 6), eine Verkleinerung der Vitalkapazität und eine entsprechende Vergrößerung des Residualvolumens (Abb. 25). Infolge der Frequenzverminderung nimmt das Atemvolumen ab, die Atmung wird ungenügend. Da zudem die Mischungsverhältnisse wegen des erhöhten Residualvolumens und ungleicher Obstruktion un-

günstig werden, kommt es zur Sauerstoffuntersättigung und auch zum Anstieg des
CO_2-Druckes. Bei langdauerndem Asthma
kann auch beim Kind, seltener allerdings als
beim Erwachsenen, ein Emphysem die Folge
sein. Die Funktionsstörungen sind dann
fixiert und lassen sich nicht mehr durch
Bronchodilatatoren beheben.

Klinisches Bild. Es ist meist eindeutig: exspiratorisches Keuchen, Thorax in Inspirationsstellung, tiefstehende Lungengrenzen,
kleine oder gar keine Herzdämpfung, bei
der Auskultation pfeifendes Ausatmungs-
geräusch, meist mit trockenen Rasselgeräuschen. Bei leichten Anfällen ist der Stridor
diskret, und die Diagnose kann nur mit dem
Stethoskop gestellt werden. Oft besteht
Husten, der die Dyspnoe verstärkt. Erbrechen
während der Anfälle ist nicht selten. Schwere,
langdauernde Anfälle, die auf die gewöhnliche Behandlung nicht mehr ansprechen, bezeichnet man als *Status asthmaticus.* Der
lebensbedrohliche Sauerstoffmangel verlangt
in diesen Fällen den Einsatz aller Mittel, inbegriffen künstliche Beatmung. – Zwischen
den Anfällen kann der Lungenbefund völlig
normal sein. Manchmal hört man aber einiges
Giemen. Der Tiffeneau-Test, die empfind-
lichste Methode, ergibt bei vielen Asthmatikern im Intervall eine Behinderung der Ausatmung, die klinisch nicht in Erscheinung
tritt.

Bei sich oft wiederholenden Anfällen oder
dauernder Dyspnoe kommt es zum nicht mehr
rückbildungsfähigen *Emphysem.* Der Thorax
steht in Inspirationsstellung, das Zwerchfell
bewegt sich wenig, die Lungenfunktionsprüfung zeigt eine stark reduzierte Vitalkapazität, ein erheblich erhöhtes Residualvolumen, eine ungleichmäßige Verteilung der
Inspirationsluft und oft eine arterielle Sauerstoffuntersättigung. Wirklich irreversible
Störungen darf man nur dann diagnostizieren, wenn sie bei wiederholter Prüfung gefunden werden und durch Bronchodilatatoren
(Aleudrin-Spray) nicht zu beeinflussen sind.

Der klinische Eindruck ist da manchmal irre-
führend.
Kinder mit so schweren Erkrankungen zeigen
stets eine *Thoraxdeformität:* runder Rücken,
starrer tiefer Thorax; das vorspringende
Sternum zusammen mit den seitlichen Einziehungen gibt das Bild der Hühnerbrust.
Auch leichtere Grade sind zu beachten. Sie
geben einen Hinweis darauf, daß keine leicht
zu nehmende Erkrankung vorliegt.
Das *Röntgenbild* zeigt im Anfall eine
Lungenblähung mit Inspirationsstellung des
Thorax, tiefstehendem Zwerchfell und ganz
hellen Lungenfeldern (Abb. 26). Im Intervall
ist die Durchleuchtung ergiebiger als das Bild,
läßt sie doch die verminderte Zwerchfell-
beweglichkeit erkennen.
Das Laboratorium hat wenig beizutragen.
Meist sind die Eosinophilen mäßig vermehrt,
auch im Intervall, was diagnostisch von Bedeutung sein kann.

Komplikationen. Die wichtigsten Komplikationen im Bereich der Atmungsorgane sind
Atelektasen verschiedenen Ausmaßes, bis zum
Kollaps einer ganzen Lunge (Abb. 27), ferner
durch die abnormen Druckverhältnisse bedingte Luftaustritte aus den Alveolen, also
Pneumothorax, Pneumomediastinum und
subkutanes Emphysem.

Differentialdiagnose. Wenn man sich an das
exspiratorische Keuchen als obligates Hauptsymptom hält, so kommen differentialdiagnostisch nur Krankheiten in Frage, die
ebenfalls zu einer Verengung der Bronchien
führen. Das sind, wenn man von Seltenheiten
absieht, aspirierte Fremdkörper (einseitiger
Befund!), Bronchiallymphknoten-Tbc, Mediastinaltumoren, die Mukoviszidose und
beim kleinen Kind die Bronchiolitis, die oft
nicht sicher von der asthmoiden Bronchitis zu
trennen ist. Der Keuchhusten kommt insofern
in Betracht, als asthmatische Kinder manchmal Anfälle von Reizhusten haben können,
die sich über längere Zeit erstrecken („asthmatischer Husten") und die etwas an Pertussis
erinnern.

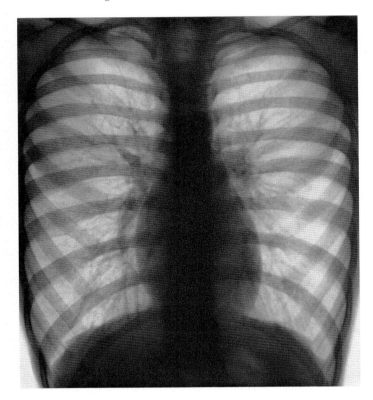

Abb. 26 Typischer Asthma-
thorax mit tiefstehendem
Zwerchfell, mittelständigem
Tropfenherz, Rippen in Inspi-
rationsstellung und überhellen
Lungenfeldern

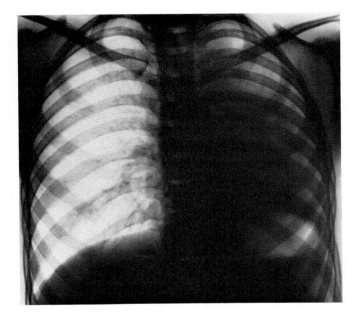

Abb. 27 Kollaps des linken Unterlappens bei 9jährigem Asthmatiker

Pathogenese. Dem im allgemeinen klaren klinischen Bild liegen pathogenetische Mechanismen zugrunde, die wir nur zum Teil kennen und die zu kaum übersehbaren Diskussionen geführt haben. Man weiß, daß dem Asthma eine bestimmte, genetisch determinierte Konstitution zugrunde liegt. Man weiß auch, daß es gewisser Auslösungsmechanismen bedarf, und zum Teil kennt man sie: allergische Reaktionen, Infekte, psychische Störungen sind die am meisten diskutierten. Daneben können aber körperliche Anstrengungen, klimatische Faktoren, wie Kälte, Nebel, Rauch u. a., Asthmaanfälle auslösen. Und schließlich bleibt ein nicht unbeträchtlicher Rest, bei dem der Auslöser unbekannt ist. Beim gleichen Patienten kann das eine Mal dieses, das andere Mal jenes Moment im Vordergrund stehen.

Konstitution. Das Asthma bronchiale gehört zur Gruppe der sog. atopischen Krankheiten, die durch einen besonderen Immunkörper charakterisiert sind, der früher Reagin genannt wurde und heute als IgE identifiziert ist. Sie umfaßt neben dem Asthma das Säuglingsekzem, die Neurodermitis und die Rhinitis vasomotorica oder allergica. Bei den Atopien spielt die Vererbung eine wesentliche Rolle. Der Erbgang folgt dem multifaktoriellen Typ. Wir wissen, daß bei den Asthmatikern in etwa zwei Drittel der Fälle Atopien in der Familie vorkommen (87). Die konstitutionelle Grundlage spielt also beim Asthma eine wesentliche Rolle. Das zeigt sich auch darin, daß beim gleichen Patienten zwei oder sogar drei atopische Manifestationen vorkommen können. So hat ein guter Teil der Asthmatiker im Säuglingsalter ein Ekzem durchgemacht und ein kleinerer Teil zur Zeit des manifesten Asthmas noch neurodermitische Herde. Anderseits bekommt ein Teil der Ekzemsäuglinge später Asthma. Es werden Zahlen von 30–60% genannt (73).

Ein zweites konstitutionelles Merkmal ist die Katarrhanfälligkeit, die oft schon bemerkt wird, bevor die Asthmaanfälle beginnen.

Allergie. Voraussetzung für die Auslösung einer allergischen Reaktion ist die Anwesenheit von Antikörpern im „Schockorgan", also in der Bronchialwand. Wird Antigen zugeführt, so wird nicht wie bei der stillen Feiung das Antigen klanglos unschädlich gemacht, sondern es entsteht, sozusagen als Nebenprodukt, ein „Etwas", das wie ein Gift wirkt (78). Dieses Etwas kann eine histaminartige Substanz sein (H-Substanz). Beim Asthma scheint aber ein anderer Typ wichtiger zu sein (was die Wirkungslosigkeit der Antihistaminika erklärt), die „slow reacting substance" von BROCKLEHURST. Diese Substanzen rufen dann in den Bronchien die für den Asthmaanfall typischen Veränderungen hervor.

Welche Möglichkeiten haben wir nun, ein Allergen zu erkennen und damit die allergische Natur eines Asthmas zu diagnostizieren?

1. Die *Anamnese:* Eine genaue Vorgeschichte ist bei der Untersuchung jedes Asthmatikers sehr wichtig. In manchen Fällen gelingt es so, Hinweise auf ein mögliches Antigen zu erlangen. Am klarsten liegen die Verhältnisse beim Pollenasthma: Immer zur Grasblütezeit treten asthmatische Symptome auf, vielleicht noch zusammen mit einer Rhinitis vasomotorica und einer Konjunktivitis. Bei anderen Pollenarten ist die Lage meist weniger durchsichtig. Auch die Überempfindlichkeit auf Pferdehautschuppen kann man gelegentlich so eruieren. Das „Zirkusasthma" beispielsweise dürfte darauf zurückzuführen sein. Sehr viel schwieriger wird es bei den sog. häuslichen Allergenen, weil man ihnen ja dauernd ausgesetzt ist. Es gibt aber Fälle, bei denen die asthmatischen Erscheinungen nur dann auftreten, wenn das Kind in ein bestimmtes Haus kommt, meist ist es ein altes Bauernhaus. Derartige klare Hinweise sind aber die Ausnahme.

2. Die *Hauttests:* Sie sind sozusagen die Hauptwaffe der Allergologen. Tausende, wahrscheinlich Millionen von Kindern sind getestet und aufgrund der Testergebnisse

„spezifisch" behandelt worden. Der Reflex Asthma – Hauttest – Desensibilisierung ist an vielen Orten fest eingefahren. In den Allergiestationen stehen große Batterien von Testsubstanzen bereit, um auch ausgefallene Allergene erfassen zu können. Jedoch ist der Schluß, daß das hauttestpositive Allergen auch die krankmachende Substanz sei, d. h. daß Haut und Bronchien in gleicher Weise reagieren, nicht zulässig. HOLT (81), ein prominenter amerikanischer Pädiater, sagt dazu in einer sehr lesenswerten kritischen Studie: „Meine Schlußfolgerung ist, daß, auch wenn ein gewisses Maß von Korrelation zwischen Hauttest und klinischer Überempfindlichkeit besteht, die Häufigkeit von Irrtümern – von falschen Schlüssen mit unangenehmen Konsequenzen – so groß ist, daß der Nutzen dieser Prozedur ernsthaft in Frage gestellt werden muß." Außerdem sind in letzter Zeit eine Reihe asthmaartiger Zustände beschrieben worden, denen andere als hautsensibilisierende Antikörper zugrunde liegen (90). Solche Kritiken haben dazu geführt, daß in der letzten Zeit immer häufiger *Provokationstests* herangezogen werden. Man läßt den Patienten eine bestimmte Menge des Allergenextraktes einatmen und prüft erstens die klinische Reaktion und zweitens klinisch unterschwellige Antworten durch Lungenfunktionstests. Das ist eine ziemlich aufwendige Methode, die eine gewisse Mitarbeit des Patienten voraussetzt und nur in speziellen Allergiestationen durchgeführt werden sollte. Ist neben dem Hauttest auch der Provokationstest positiv, so darf man annehmen, daß das in Frage stehende Allergen im Erkrankungsmechanismus eine wichtige Rolle spielt.

Wie häufig findet man nun positive Testresultate? Nach KRAEPELIEN (82) zeigen etwa 75% der kindlichen Asthmatiker positive Hauttests. Bei zwei Drittel davon ist auch der Provokationstest positiv, so daß also bei etwa der Hälfte ein Allergen gefunden werden kann, das von Bedeutung ist. Der Prozentsatz positiver Provokationstests ist um so höher, je

stärker die Hautreaktion ist. Das am häufigsten gefundene Allergen ist der Hausstaub, ein Gemisch aus einer Vielzahl von Substanzen. Schon vor längerer Zeit hat man darin den Schimmelpilzen eine besondere Bedeutung beigemessen. Neuerdings haben nun holländische Forscher gezeigt, daß die Milben (Dermatophagoides pteronyssinus) eine Hauptrolle spielen. In mindestens 80% der Fälle mit positiven Provokationstests auf Hausstaub waren auch die Tests mit Milbenextrakt positiv (91). Die weitere Entwicklung dieses interessanten Aspekts bleibt abzuwarten. Ebenfalls häufig sind Pferdehautschuppen als Allergene anzutreffen. Es ist nicht zu vergessen, daß Pferdehaare auch in Matratzen und Kopfkissen verwendet werden. Es folgen dann neben den leicht zu vermutenden Pollen Wolle, Federn, Kapok und dergleichen. Bei den Nahrungsmittelallergenen, die beim Asthma eine kleine Rolle spielen, sind die Hauttests unzuverlässig.

Infektion. Besonders beim Kleinkind werden die Anfälle oft eingeleitet durch eine Infektionskrankheit, fast immer einen der banalen Virusinfekte. Das Kind hat zuerst Schnupfen, Husten und meist Fieber und fängt danach an zu keuchen. Bei der Auskultation findet man dann mehr oder weniger zahlreiche trockene oder auch feuchte Rasselgeräusche. Man bezeichnet dieses Bild als asthmoide Bronchitis (s. S. 16). Seine Zuordnung zum Asthma bereitet insofern Schwierigkeiten, als beim Säugling und beim jungen Kleinkind wegen der sehr engen Bronchien jede Bronchitis einen asthmoiden Charakter annehmen kann (s. S. 16). Es ist falsch, Kleinkinder mit solchen Erkrankungen als Asthmatiker zu bezeichnen. Nur ein kleiner Teil (7% nach URBAN [88], 5,5% nach MÖLLER [85]) entwickelt sich später zu Asthmatikern. Geschieht dies, so wiederholen sich solche asthmoiden Bronchitiden über das Alter hinaus, in dem sie normalerweise auftreten können, und werden dann oft durch Anfälle ohne Infekte abgelöst. Der Entstehungsmechanismus ist nicht bekannt. Man hat von infektiöser

Allergie gesprochen, die aber bis jetzt nicht bewiesen ist. Wahrscheinlich wirkt die Entzündung der Schleimhaut in gleicher Weise als unspezifischer Reiz wie etwa Kälte oder Hyperventilation.

Psychische Störungen. Daß beim Asthma psychische Faktoren eine Rolle spielen, wird jedem bald einmal klar, der mit asthmatischen Kindern zu tun hat. Wie hoch diese Rolle eingeschätzt wird, hängt vom Standort des Arztes ab. Für manche Psychotherapeuten ist das Asthma eine rein psychisch bedingte Krankheit. Für die meisten anderen sind die psychischen Abnormitäten ein auslösender Faktor neben anderen. Die Beziehung zur Konstitution haben MILLER u. BARUCH (84) so beschrieben: „Allergische Kinder werden auf ihre besondere Weise krank, weil die psychischen Traumata auf einen konstitutionell bestimmten und emotionell fruchtbaren Boden fallen." Wie in der ganzen Kinderpsychopathologie spielt ein gestörtes Mutter-Kind-Verhältnis eine wichtige Rolle, besonders die Angst der Kinder, die Liebe der Mutter zu verlieren. Daß Ängste und Selbstunsicherheit mit dem Asthma eng verbunden sind, kann auch der Nicht-Psychiater bald erkennen, und sicher haben viele Ärzte diese Erkenntnis unbewußt in ihre Therapie miteinbezogen. Gelegentlich kann man direkt beobachten, wie ein Asthmaanfall durch ein angsterregendes Ereignis ausgelöst wird. Meist aber liegen die Zusammenhänge nicht so an der Oberfläche. Nicht zu vergessen ist, daß Ängste nicht nur Ursache, sondern auch Folgen des Asthmas sein können.

Häufigkeit und Erkrankungsalter. Das Asthma bronchiale ist im Kindesalter eine verhältnismäßig häufige Krankheit. Aus den Vereinigten Staaten wird eine Erkrankungsziffer in Kinderkollektiven von 2% gemeldet, aus Europa niedrigere Zahlen, die zwischen 0,4 und 1,7% liegen (77). Bei eigenen Untersuchungen an Zürcher Schulkindern fanden wir, daß 1,6% der Untersuchten Asthma hatten oder früher gehabt hatten, davon 0,6% ein leichtes, 0,9% ein mittelschweres und

0,1% ein schweres. Im klinischen Krankengut von Berlin machen die Asthmatiker 0,65%, in Mainz 0,55% aus (77). Knaben erkranken, wie übereinstimmend gemeldet wird, überall doppelt so häufig wie die Mädchen. Erkrankungsalter: Das Asthma beginnt meistens im Kleinkindesalter, bei etwa 60% in den ersten drei Lebensjahren, bei weiteren 25% zwischen dem 4. und 6. Jahr und beim Rest später (82).

Prognose. Es ist eine geläufige Tatsache, daß asthmatische Kinder im Pubertätsalter oft ihre Beschwerden verlieren. Mehrere Statistiken aus Deutschland, den skandinavischen Ländern und Nordamerika befassen sich mit der Häufigkeit solcher Heilungen (77). Sie weisen, wie nicht anders zu erwarten, erhebliche Unterschiede auf. Zusammenfassend kann man sagen (79), daß nach Abschluß der Pubertät etwa ein Drittel, im 3. Lebensjahrzehnt die Hälfte symptomfrei ist. Frei von Anfällen, aber noch gelegentlich dyspnoisch ist nach Abschluß der Pubertät die Hälfte, im 3. Jahrzehnt ein Viertel der Patienten. Als Beispiel führen wir die Statistik von v. HARNACK an (80): Sie betrifft 448 Patienten, die während der Schulzeit an Asthmaanfällen gelitten hatten und im Alter von 18–23 Jahren nachuntersucht wurden. 30% waren symptomfrei seit mindestens einem Jahr, 35% waren anfallsfrei, hatten aber gelegentlich noch Atemnot, weitere 35% hatten noch Anfälle. Diese letzte Kategorie war deutlich größer bei jenen Patienten, die noch andere allergische Manifestationen aufwiesen (41%), als bei jenen ohne andere allergische Krankheiten (25%). 1,3% war berufsunfähig, weitere 11,6% nur mit Einschränkung berufsfähig.

Fast alle diese Statistiken erfassen die Verläufe nur bis ins junge Erwachsenenalter. Von internistischer Seite (4) wird aber darauf hingewiesen, daß nach längerer Symptomfreiheit im mittleren und späteren Erwachsenenalter wieder Beschwerden auftreten können.

Sterblichkeit. Todesfälle, die in direktem Zusammenhang mit dem Asthma stehen, sind im Kindesalter selten. Sie dürften bei weniger als 1% der Erkrankten eintreten. Als Todesursachen kommen vor allem Pneumonien in Frage, dann auch Herzinsuffizienz. Nicht selten kommt der Tod plötzlich und unerwartet (86). Bezogen auf die gesamte Bevölkerung spielt das Asthma als Todesursache wegen der großen Zahl der Erkrankten eine nicht unwichtige Rolle. Nach DEES (74) verstarben 1963 in den Vereinigten Staaten 182 Kinder unter 15 Jahren an Asthma. Zum Vergleich: an Pankreasfibrose starben 654, an Masern 345, an Rheumatismus 203 und an Tuberkulose 142 Kinder.

Therapie. Bei der Behandlung asthmatischer Kinder stellen sich zwei Aufgaben: Coupierung des Anfalls und Verhütung weiterer Anfälle. Die erste ist lösbar, die zweite oft nicht.

Anfallsbehandlung. Es stehen die Sympathikomimetika, das Aminophyllin, die Kortikosteroide und neuerdings das Chromoglycat zur Verfügung. Im folgenden sind die Dosen der Reinsubstanzen angegeben. Die allermeisten der landläufigen Präparate sind aber Gemische, in welchen dem Hauptmedikament noch Hilfssubstanzen fraglicher Wirksamkeit beigegeben sind, wie Coffein, Papaverin, Phenobarbital u. a.

Sympathikomimetika: Adrenalin: s. c. 0,05 ml in 1‰iger Lösung beim Kleinkind, später 0,1–0,2 ml. Die Dosis kann bei ungenügender Wirksamkeit nach 20 Min. wiederholt werden. Das Medikament bringt rasche, aber nicht sehr langdauernde Erleichterung. Meist wird bei uns Asthmolysin verwendet, das 0,8‰ Adrenalin enthält, dazu noch Hypophysenextrakt; empfohlene Dosen: 0,25 ml bis zu 3 Jahren, 0,5 ml bei 3–8 Jahren und 0,75 ml bis zu 14 Jahren.

Isoprenalin: wird meist zur Inhalation verwendet, s. unten. In Form des Aleudrins stehen Sublingualtabletten zu 20 mg zur Verfügung, für ältere Kinder verwendbar, nicht mehr als 4mal tgl. 5 mg.

Ephedrin: wirkt langsamer und länger als Adrenalin. Die Dosis beträgt bei Kleinkindern 8 mg, bei älteren Kindern bis zu 15 mg 3–4mal täglich. Wegen der zentral erregenden Wirkung des Medikamentes ist hier die Kombination mit einem Barbiturat sinnvoll.

Aminophyllin: Die Resorption ist bei oraler Anwendung schlecht und unzuverlässig. Aminophyllin ist langsam i. v., am besten mit Glukoselösung verdünnt, zu verabreichen oder in einer Infusionslösung, aber nicht über längere Zeit verteilt. Dosis: 4 mg/kg 3–4mal tgl. Es sind mehrfach tödliche Vergiftungen infolge Überdosierung gemeldet worden. Das Medikament ist auch rektal wirksam, die Dosis beträgt 7 mg/kg 6–8stündlich.

Rasche Hilfe leisten *Handvernebler* bei Kindern, die ihre Atmung kontrollieren können. Gebräuchlich sind Lösungen von Isoprenalinpräparaten (Isolevin in 0,75%iger Lösung, Aleudrin in 1%iger). Anstelle der Handpumpe sind heute vielfach sog. Dosieraerosole in Gebrauch. Auf Ventildruck entleert sich ein bestimmtes Quantum eines sehr feintropfigen Aerosols, das bis in die feinsten Bronchien vordringt und entsprechend rasch resorbiert wird. Die Dosis beträgt beim Alupent-Spray bei einem Stoß 0,75 mg in 0,05 ml Lösungsmittel. Die Stöße können bei ungenügender Wirkung 1mal evtl. 2mal wiederholt werden. Im ganzen sollte aber pro Tag das Ventil höchstens 12mal betätigt werden. Diese Apparate haben sich bewährt, können aber bei Mißbrauch gefährlich werden. In England stieg im Verlauf der 60er Jahre die Asthmasterblichkeit beängstigend an, bei den 10- bis 14jährigen auf das 7fache (75). Vielfach handelte es sich um plötzliche unerklärliche Todesfälle. Es ließ sich ein Zusammenhang mit dem ebenfalls stark gestiegenen Verbrauch an Druckaerosolen feststellen. Entsprechende Aufklärung scheint nun eine Abnahme sowohl des Verkaufs als auch der Todesfälle zu bringen. Kinder, denen man solche Apparate in die Hand gibt, müssen gut überwacht werden. Die alte Handpumpe ist da sicherer und trotz größerer Tröpfchen auch wirksam.

Kortikosteroide: Sie sind sehr wirksam, jedoch muß der Einsatz in jedem Fall gut überlegt werden, weil gewisse Patienten nicht mehr davon loskommen. Es bestehen dort kaum Bedenken, wo die Anfälle durch längere freie Intervalle getrennt sind, es also bei kurzen Cortisonstößen bleibt. Die Anfangsdosis soll 1–2 mg/kg/Tag Prednison betragen; sie ist im Verlauf weniger Tage wieder ganz abzubauen. Wo die Anfälle sehr häufig sind, besteht die Gefahr der Abhängigkeit. Man hat sich zu entscheiden, ob man das Risiko eines Rückstandes im Längenwachstum eingehen will. Muß man es tun, weil mit anderen Mitteln den Patienten nicht geholfen werden kann, so ist Prednison in der kleinstmöglichen Dosis das Medikament der Wahl, weil es das Wachstum am wenigsten behindert. Auch ist es zweckmäßig, statt täglicher Dosen alle zwei Tage die doppelte Menge zu geben (92).

Chromoglycat: Als neuestes Medikament ist 1967 Dinatrium chromoglycicum (Lomudal) herausgekommen (83). Es hat die Eigentümlichkeit, daß es als Pulver inhaliert werden muß und daß es nicht an den Schleimhäuten wirkt, sondern in das allergische Geschehen eingreift. Wenn es *vor* der Antigenzufuhr inhaliert wird, verhindert es, daß sich die Antigen-Antikörper-Reaktion auf die Schleimhaut auswirkt. Ist der Anfall einmal da, so ist das Mittel wirkungslos. Es kann nur bei Kindern angewendet werden, die mit dem besonderen Inhalator (Spinhaler) umgehen können, und ist nur bei eindeutig allergischem Asthma, also etwa beim Pollenasthma, sinnvoll. Es wird die täglich 4malige Inhalation einer 20-mg-Kapsel empfohlen. Die Resultate sind zum Teil sehr gut, genaueres läßt sich heute noch nicht sagen (83).

Expektorantien: Bei zähem Sekret ist noch immer Kaliumjodid am wirksamsten, in Mixturen, die etwa 0,2–0,4 g pro dosi enthalten sollen.

Atemgymnastik: Auch die beste Physiotherapie kann das Asthma nicht heilen. Funktionsprüfungen zeigen, daß Vitalkapazität und Einsekundenwert nicht wesentlich verbessert werden können. Trotzdem gehört die Atemgymnastik zu jeder Asthmabehandlung. Sie ermöglicht es dem Kinde, im Anfall zweckmäßig zu atmen, und gibt ihm vor allem ein Gefühl der Sicherheit.

Status asthmaticus. Als erste Maßnahme 30 bis 60 mg eines der löslichen Prednisolonpräparate (Ultracorten H wasserlöslich, Hostacortin, Soludacordil u. a.) i. v. oder i. m. spritzen, evtl. wiederholt. Bei drohender Ateminsuffizienz gehören solche Patienten auf eine Intensivpflegestation, vor allem auch deshalb, weil der Grad der Ateminsuffizienz klinisch schwer abzuschätzen ist.

Maßnahmen zur Anfallverhütung. Beim nicht infektiösen, vermutlich allergischen Asthma ist die Vermeidung der als wahrscheinlich erkannten Allergene die wirksamste Maßnahme. Sie ist nur sehr beschränkt möglich, etwa bei Tierhaarallergien. Da erfahrungsgemäß Staub verschiedener Provenienz eine wichtige Rolle spielt, ist die Entstaubung wenigstens des Schlafzimmers angezeigt: Entfernung aller Teppiche, Schaumgummimatratzen, Schaumgummikissen, Orlon- statt Wolldecken sowie Plastiküberzüge über das Deckbett. Dann stellt sich die Frage der *Desensibilisierungsbehandlung.* Ihr Wert ist sehr umstritten. Das hängt mit der Unberechenbarkeit des Asthmaverlaufes, der Einwirkungsmöglichkeit unspezifischer Faktoren und mit der Schwierigkeit zusammen, Extrakte zu standardisieren, ferner auch damit, daß nur wenige und außerdem sich widersprechende Doppelblindversuche zur Verfügung stehen (90). Es gibt zweifellos Fälle, in denen dem Patienten auf diese Weise geholfen werden kann. Voraussetzung ist, daß das Allergen durch Anamnese, Haut- und Provokationstests mit einiger Sicherheit eruiert ist und daß es sich nur um ein einziges oder einige wenige Allergene handelt. Selbst wenn die Wirksamkeit des Spritzeninhaltes in Zweifel gezogen werden kann, so hat doch der regelmäßige Besuch beim Arzt oft eine günstige Auswirkung – sofern er den Patienten nicht einfach seiner Hilfe zur Injektion überläßt.

Psychotherapie: Die „kleine Psychotherapie", d. h. die erzieherische Führung des asthmatischen Kindes, die Stärkung des Selbstvertrauens durch geeignete körperliche Betätigung, die Beseitigung von Konfliktsituationen, die Beratung in Schulfragen und anderes mehr gehört selbstverständlich zu jeder Behandlung. Nicht zu vergessen ist auch, daß sich die erfolgreiche symptomatische Behandlung günstig auf die Gesamtsituation auswirkt, nimmt sie doch den Kindern die Angst vor den Anfällen. Der Nutzen einer vom Fachpsychiater durchgeführten „großen" Behandlung wird sehr verschieden eingeschätzt. Es gibt zweifellos Fälle, die einer solchen Hilfe ganz offensichtlich bedürfen, doch ist das wohl nur eine Minderzahl.

Klimatische Kuren: Es gibt Asthmaheime an der Nordsee und im Gebirge, deren Klima sich in manchen Punkten gleicht. Ich beschränke mich auf das Hochgebirge (worunter Höhen über 1500 m zu verstehen sind), weil mir da die Verhältnisse am besten bekannt sind. Man weiß seit langem, daß sich die meisten Asthmatiker in der Höhe wohl fühlen und anfallsfrei sind. Trotz intensiver Forschung ist nicht bekannt, welche Klimafaktoren wirksam sind. Soll eine klimatische Kur wirklichen Erfolg haben, so gehört dazu auch, daß die übrigen Mittel eingesetzt werden: Physiotherapie, einer dem asthmatischen Kind angepaßte erzieherische Betreuung, körperliches Training usw. Die wesentliche Frage ist die nach dem Dauererfolg. Eigene Untersuchungen (89) am Krankengut von 2 Hochgebirgsstationen mit mindestens sechsmonatigen Kuren haben folgendes ergeben: ein Viertel der Kinder bleibt nach Rückkehr anfallsfrei, zwei Viertel wesentlich gebessert und ein Viertel unverändert. Es gibt bis jetzt kein Kriterium, das es uns erlauben würde, die für die Hochgebirgskur günstigen Fälle zu erkennen. – Jede Entfernung des Kindes aus dem häuslichen Milieu ist ein großer Eingriff. Er ist beim Kleinkind nur ganz ausnahmsweise gerechtfertigt und beim älteren Kind nur dann, wenn die anderen Behandlungsmethoden versagt haben. Er ist aber dringend angezeigt, wo Dauerschäden drohen, die vielleicht durch eine längere klimatische Behandlung vermieden werden können.

Erkrankungen der Lunge

Mißbildungen

Lungenaplasie
(103)

Theoretisch wird zwischen Agenesie (keine Lungenanlage, Trachea direkt in den Hauptbronchus übergehend) und Aplasie (Bifurkation vorhanden, Hauptbronchus der einen Seite stumpf endend, kein funktionierendes Lungengewebe) unterschieden, doch hat das kaum praktische Bedeutung. Die Aplasie ist der häufigere Typus.

Die Anomalie braucht keine wesentlichen Störungen zu verursachen. Manchmal treten gehäufte Atemwegsinfekte auf, manchmal Anstrengungsdyspnoe. Bei Einzelfällen kommt es zu Stenosesymptomen, die auf einer Einengung der Trachea durch abnormen Gefäßverlauf beruhen, z. B. bei rechtsseitiger Apla-

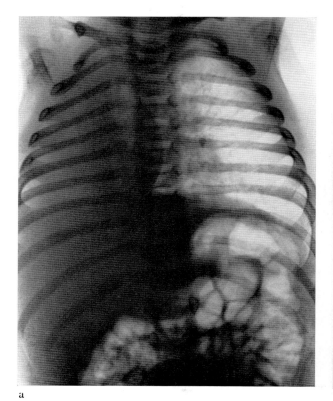
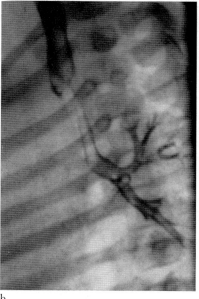

a
b

Abb. 28   Lungenagenesie bei 3 Monate altem Kind. a) Rechtsseitiges Fehlen der Lunge. b) Vollständiges Fehlen des rechten Hauptbronchus

sie Äste der linken Pulmonalarterie, die vor der Trachea zu den nach rechts verschobenen Lungenteilen führen (102). Möglicherweise sind solche Stenosen, die auf dem Operationstisch besser zu erkennen sind als bei der Autopsie, die Ursache für manche Todesfälle.

Die betroffene Thoraxseite ist manchmal verkleinert, kann aber bei der Inspektion auch normal groß erscheinen (nicht aber im Röntgenbild). Die Atemexkursionen sind eingeschränkt. Bei der Perkussion ist der ganze Hemithorax gedämpft. Wegen der kompensatorischen Vergrößerung der vorhandenen Lunge kann man bei der Auskultation vorne auch auf der Seite der Aplasie Atemgeräusch hören, nicht aber seitlich und basal. Das Röntgenbild zeigt die erwähnte Verkleinerung der Thoraxseite, weiter eine dichte homogene Verschattung mit Verlagerung des Herzens und des ganzen Mediastinums sowie einen Zwerchfellhochstand (Abb. 28). Die vorhandene Lunge ist vergrößert, zum Teil durch Überblähung, zum Teil durch echte Hypertrophie, und überschreitet vorne die Mittellinie. Öfters bestehen Anomalien der Wirbelsäule und der Rippen.

Diagnose. Der Röntgenbefund, sofern er mehrfach erhoben wird, läßt die Diagnose vermuten. Gesichert wird sie durch die Bronchoskopie und die Bronchographie, bei der aber nur wenig Kontrastmittel vorsichtig gegeben werden darf.

Prognose. Infekte der Luftwege können beim jungen Kind, bei dem die Atemreserven sehr klein sind, gefährlich werden. Die Anomalie ist jedoch mit normalem und langem Leben durchaus vereinbar.

Therapie. Die Fälle mit Stenosesymptomen verlangen angiographische Abklärung und ggf. den Versuch einer operativen Korrektur.

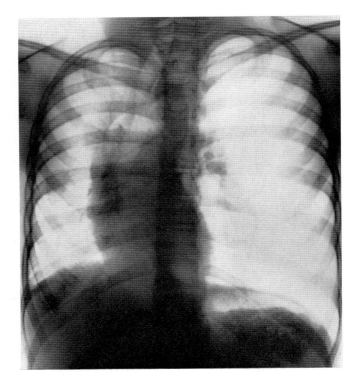

Abb. 29 a

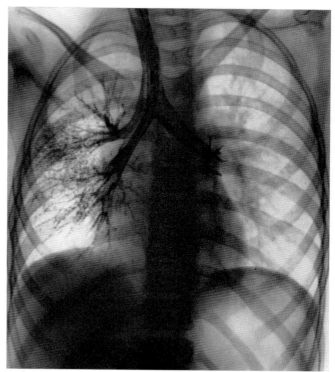

Abb. 29 b

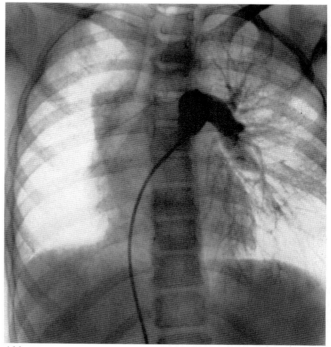

Abb. 29 Hypoplasie der rechten
Lunge. 10jähriges Mädchen. a)
Rechte Thoraxhälfte kleiner als
linke, starke Rechtsverlagerung des
Mediastinums. b) Bronchogramm:
Normaler rechtsseitiger Bronchial-
baum. c) Angiogramm: Fehlen der
rechten Pulmonalarterie

Abb. 29 c

Lungenhypoplasie

Unter Lungenhypoplasie (95, 96) ist eine angeborene bleibende, einen ganzen Lungenflügel betreffende Verkleinerung des Volumens zu verstehen. Es gibt Fälle mit Strukturanomalien des Bronchialbaumes, häufiger aber zeigt das Bronchogramm normale Verhältnisse und erst das Angiokardiogramm deckt den Grund der Hypoplasie auf: fehlende oder atrophische Pulmonalarterie der betroffenen Seite (Abb. 29). Die Blutversorgung erfolgt dann durch Arterien des großen Kreislaufes (embryologische Aspekte vgl. [96]). Solche Lungen können eine nahezu normale Ventilation aufweisen, tragen aber nichts zum Gasaustausch bei. Auch Anomalien des venösen Rückflusses können mit Hypoplasien einhergehen. Am bekanntesten, weil auffälligsten, ist das Scimitarsyndrom (Scimitar [engl.] = Türkensäbel), wo eine große Vene schräg vom rechten Hilusgebiet nach medial unten zur V. cava inferior zieht (97). Fehlen der linken Pulmonalarterie ist häufig mit kongenitalen Herzfehlern verbunden; bei rechtsseitigem Defekt ist das nicht der Fall.

An Symptomen sind rezidivierende Infekte, chronische Bronchitiden mit Bronchiektasen sowie Hämoptoen beschrieben. Viele Fälle bleiben aber stumm und werden zufällig bei Röntgenuntersuchungen entdeckt. Hinter mancher unklaren Dextrokardie mag sich eine Hypoplasie der rechten Lunge verstecken.

Kongenitales lobäres Emphysem

Unter kongenitalem lobärem Emphysem (99–101, 107a) versteht man die Überblähung eines einzelnen (selten zweier) Lungenlappen. In etwa der Hälfte der Fälle ist als Ursache eine abnorme Weichheit des zuführenden Bronchus wegen Knorpelhypoplasien gefunden worden, in einzelnen Fällen andere Veränderungen wie Kompression durch abnormen Gefäßverlauf oder Tumoren, Membranen und anderes. In vielen Fällen bleibt der Entstehungsmechanismus unklar.

Am häufigsten befallen ist der linke Oberlappen, es folgt der rechte Oberlappen und der Mittellappen im Verhältnis 5:3:2. Die Unterlappen bleiben frei.

Die klinischen Symptome treten in der Hälfte der Fälle schon in der ersten Woche auf, bei fast allen übrigen vor dem Ende des ersten Monats. Sie sind gewöhnlich zunächst diskret: exspiratorisches Keuchen, Anstrengungsdyspnoe und Tachypnoe, flüchtige Zyanose, Einziehungen am Thorax, manchmal andauernder Reizhusten. Der Zustand kann sich akut verschlechtern, und plötzliche Anfälle starker Atemnot und Zyanose können das Leben bedrohen. Bei der physikalischen Untersuchung fällt manchmal eine asymmetrische Vorwölbung des Thorax auf. Die befallene Seite zeigt hypersonoren Klopfschall und abgeschwächtes Atemgeräusch. Bei starker Kompression der Gegenseite kann das Atemgeräusch auch dort abgeschwächt sein. Der Röntgenbefund ist eindrucksvoll (Abb. 30). Blähung im Bereich des befallenen Lappens, der die benachbarten Lungenteile insbesondere also den gleichseitigen Unterlappen komprimiert, bei schweren Fällen auch die Gegenseite. Die Mediastinalorgane sind verlagert. Im geblähten Bereich läßt sich bei geeigneter Aufnahmetechnik noch Lungenzeichnung erkennen.

Differentialdiagnostisch kommen geblähte solitäre Lungenzysten in Frage, die dem lobären Emphysem sehr ähnlich sehen können. Es kann ferner vorkommen, daß die Kompressionsatelektase der Gegenseite als das Wesentliche aufgefaßt und das Emphysem als kompensatorisch angesprochen wird.

Die Therapie der Wahl ist die Resektion des befallenen Lappens, die zu rascher und vollständiger Heilung führt. Es sind aber eine Reihe nicht operierter Fälle bekannt, die entweder an rezidivierenden bronchopulmonalen Infektionen litten oder aber klinisch gesund blieben. Ob die meist symptomlosen, erst in

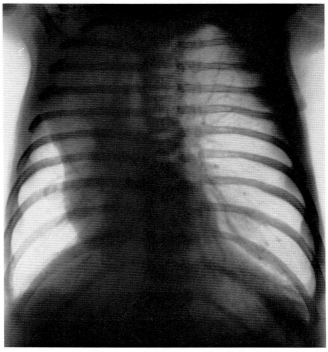

a

Abb. 30 Kongenitales lobäres Emphysem. Normale, rasche Geburt, lebensfrisch. Etwa vom 11. Tag an beschleunigte Atmung und Einziehungen. Mit 4 Wochen pfeifende Atmung. Mit 6 Wochen eine halbe Stunde nach dem Schoppen plötzlich gewimmert, starke Atemnot, Zyanose, nach 2 Min. spontane Besserung. Daraufhin Hospitalisation (28. 4. 66): Inspiration etwas schnappend, Exspiration pfeifend, deutliche Einziehungen. In Ruhe keine, beim Weinen leichte periorale Zyanose. Auskultatorisch pfeifendes Atemgeräusch, überall nur leise. Röntgenbild: a) Linke Seite gebläht mit starker Verdrängung des Mediastinums, periphere Teile des Unterlappens überhell, re. Oberlappen dicht verschattet (Kompressionsatelektase). b) Broncho-

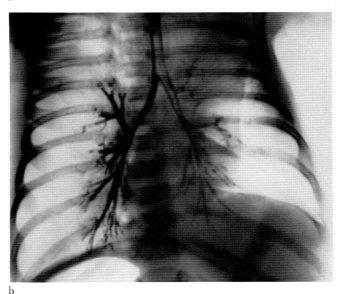

b

gramm: gute Füllung, keine Stenosen. Nach Sedierung rosig, Atmung bleibt erschwert. Erste Diagnose: Atelektase des rechten Oberlappens? Lungenagenesie? Immer wieder fällt auf, daß auch bei angestrengter Atmung nur wenig Atemgeräusch zu hören ist. Nach längeren Diskussionen wird die Vermutungsdiagnose lobäres Emphysem des li. Oberlappens gestellt, daraufhin operiert und die Diagnose bestätigt.

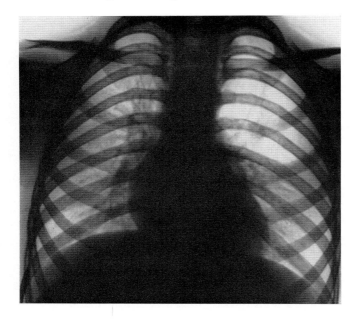

a

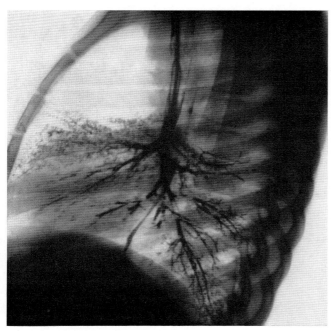

b

Abb. 31 Persistierendes Emphysem im Bereich des linken Oberlappens. a) p.-a.-Aufnahme eines fünf-
jährigen Knaben. Zufallsbefund, über mehrere Jahre gleichbleibend. b) Bronchogramm nach 3 Jahren:
Keine Füllung im Bereich des apikodorsalen Segmentes (Hochalpine Kinderheilstätte Pro Juventute,
Davos)

der späten Kindheit entdeckten und zum Teil operativ bestätigten Fälle (94) aus der frühen Kindheit stammen oder erst später entstanden sind, ist ungewiß (Abb. 31).

Sequestration

Die Lungensequestration (93, 106) ist eine ziemlich seltene Mißbildung, die meist erst im Erwachsenenalter diagnostiziert wird. Es sind aber doch eine Reihe von Fällen beim Kind beschrieben. Man versteht darunter unentwickelte, von der übrigen Lunge isolierte Teile, die von Ästen des großen Kreislaufs versorgt werden. Die Bezeichnung „Sequestration" besagt, daß diese Bezirke keine Funktion ausüben, ist aber nicht ganz korrekt, weil es sich um lebendes, nicht abgestorbenes Gewebe handelt. Es enthält unorganisierte, nicht lufthaltige Alveolen, Stücke von Knorpel und Bronchien und ist gewöhnlich von Zysten durchsetzt. Eine Verbindung zum Bronchialbaum besteht in der Regel nicht. Oft ist der Sequester infiziert. Die versorgenden Arterien stammen aus der Brust- oder der Bauchaorta, der Abfluß erfolgt gewöhnlich über die Lungenvenen.

Es gibt eine seltenere extralobäre Sequestration, auch Nebenlunge genannt, die vom normalen Lungengewebe völlig getrennt ist und gewöhnlich als rundliche Masse zwischen Zwerchfell und linkem Unterlappen liegt. Die häufigere intralobäre Sequestration ist von normalem Lungengewebe umgeben und liegt meist im posterobasalen Segment eines Unterlappens. Gelegentlich führt eine primäre oder eine durch Infektion entstandene Fistel zur Umgebung. Solange keine Infektion besteht, bleibt die Sequestration klinisch stumm – der Grund, warum sie beim Kind so selten gesehen wird. Kommt es zur Infektion, so treten Hustenperioden, Fieberzustände, rezidivierende Pneumonien und gelegentlich Hämoptoen auf.

Das Röntgenbild kann normal aussehen, sind doch Fälle beschrieben, bei denen die Anomalie erst anläßlich der Operation eines angeborenen Herzfehlers entdeckt wurde (104). In anderen Fällen zeigt es Veränderungen im posterobasalen Teil des Unterlappens, entweder in Form eines Rundschattens oder von Waben oder größeren Zysten. Die infizierte Sequestration erscheint als Segmentalschatten mit oder ohne Pleurabeteiligung. Im Bronchogramm sind die abnormen Partien ausgespart.

Eine Sequestration ist zu vermuten bei allen chronisch entzündlichen Prozessen in den posterobasalen Unterlappenabschnitten. Differentialdiagnostisch kommen chronisch eitrige Prozesse anderer Art (Abszeß, abgekapseltes Emphysem, karnifizierende Pneumonie) in Frage. Die Diagnose kann nur durch den Nachweis der abnormen Gefäßversorgung im Aortogramm sichergestellt werden. Sie ist aber wichtig für das therapeutische Vorgehen. Die Methode der Wahl ist die Resektion. Werden chronisch entzündliche Herde im posterobasalen Abschnitt angegangen ohne Kenntnis der abnormen Gefäßversorgung, so kann es zu ernsthaften Zwischenfällen kommen.

Arteriovenöses Aneurysma
(98)
(Synonym: pulmonale arteriovenöse Fistel)

Diese Anomalie ist beim Kind erst im Verlauf der letzten 20 Jahre bekanntgeworden. Obwohl die Fälle ziemlich selten sind, ist ihre Kenntnis wichtig, weil sie operativ zu heilen sind.

In den typischen Fällen besteht eine erweiterte dünnwandige Arterie, eine oder mehrere ebenfalls erweiterte Venen und dazwischen ein Gefäßknäuel. Dieser kann sehr verschieden groß sein, von eben sichtbar bis zur Größe ganzer Segmente. Meist ist nur ein solcher Knoten vorhanden, manchmal aber auch mehrere. In etwa einem Drittel der Fälle tritt die Anomalie im Rahmen einer Teleangiectasia haemorrhagica hereditaria Osler auf (107).

Kleine Fisteln sind klinisch stumm. Werden aber größere Blutmengen durch den Shunt der

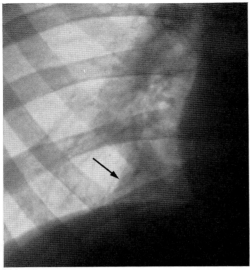

Abb. 32 a

Oxygenierung entzogen, so sind Sauerstoffuntersättigung, Zyanose, Polyzythämie und
Trommelschlegelfinger die Folge. Oft besteht
über dem Aneurysma ein systolisches Ge-
räusch, das aber manchmal der Beobachtung
entgeht, weil es nur an ganz umschriebener
Stelle zu hören ist. Das Röntgenbild zeigt
rundliche   dichte   Schatten   verschiedener
Größe. Manchmal ist eine Verbindung zum
Hilus erkennbar. Diese kann deutlicher im
Tomogramm dargestellt werden und am
allerbesten durch die Angiographie (Abb. 32).
Den Trägern der Anomalie drohen verschie-
dene Gefahren: Verblutung durch massive
Hämoptoe oder Hämatothorax, bakterielle
Endarteritis mit nachfolgendem Hirnabszeß
sowie Thrombosen mit Hirnembolien.

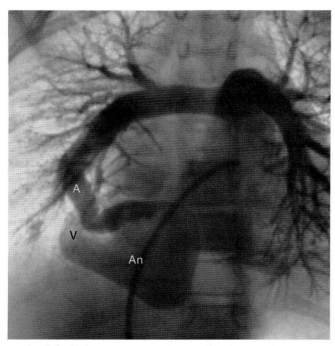

Abb. 32 b

Abb. 32   Arteriovenöses Aneurysma im rechten Unterlappen. Mit 10 Jahren angeblich Meningoenzephalitis mit nachfolgender spastischer Hemiparese. Mit 12 Jahren im Kinderspital Zürich:
Trommelschlegelfinger, deutliche Zyanose, leises systolisches Geräusch an der rechten Basis. Arterielle
O_2-Sättigung 82%, Erythrozyten 6,4 Mill pro ml. Die Hemiparese ist wohl als Folge einer Embolie aufzufassen. Exstirpation des Aneurysmas. a) Übersicht: Rundschatten im rechten Herz-Zwerchfell-Winkel.
b) Angiogramm: A = Arterie, V = Vene, An = Aneurysma

Die Therapie der Wahl ist bei Einzelläsionen die Exzision. Bei multiplen Aneurysmen soll die Entfernung der größten wesentliche Besserung bringen.

Differentialdiagnose: Bei Fällen mit Zyanose wird gewöhnlich zunächst ein Herzvitium in Betracht gezogen. Die genaue kardiologische Untersuchung kann da Klarheit schaffen. Kleine Rundschatten sind dann als Aneurysmen zu identifizieren, wenn eine Verbindung zum Hilus sichtbar ist oder wenn ein systolisches Geräusch gehört wird. In jedem frag-lichen Fall sind auch die Symptome des Morbus Osler zu suchen, vor allem die kleinen Teleangiektasien an den Lippen und an der Zunge.

Aneurysma des Truncus pulmonalis. Diese seltene Anomalie betrifft den Stamm der Pulmonalarterie und erscheint im Röntgenbild als runder oder ovaler Schatten im Hilusbereich. Sie ist gewöhnlich ein Zufallsbefund, kann aber durch Kompression der Nachbarschaft Erstickungsanfälle, Husten und Dyspnoe auslösen. Sie kommt zusammen mit verschiedenartigen angeborenen Herzfehlern vor, die mit pulmonaler Hypertension einhergehen.

Tumoren und Zysten

Lungentumoren

Primäre Lungentumoren (Hamartome, Fibrome, Leiomyome u. a.) sind beim Kind außerordentlich selten. Mit Flüssigkeit gefüllte Zysten können als runde „Tumoren" erscheinen. Das Bronchusadenom ist bei den Erkrankungen der Bronchien besprochen (s. S. 14).

Lungenmetastasen haben beim Kind ihren Ursprung sozusagen immer in embryonalen Mischgeschwüren der Niere (Birch-Hirschfeld- oder Wilms-Tumoren), selten in osteogenen Sarkomen. Sie zeigen sich im Röntgenbild als runde, scharf begrenzte homogene Verschattungen verschiedener Größe (Abb. 33).

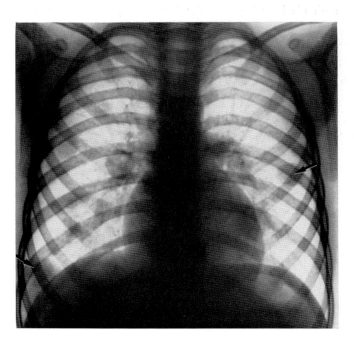

Abb. 33 Metastasen eines Birch-Hirschfeld-Tumors.   5jähriger Knabe

Lungenzysten

Lungenzysten (108, 109, 114) treten uns im Röntgenbild als rundliche Gebilde entgegen, die entweder Flüssigkeit enthalten oder Luft oder gelegentlich beides. Der klinisch-röntgenologische Tatbestand ist verhältnismäßig einfach, die Namengebung aber verworren und die Diskussion über die Pathogenese ausgedehnt und wenig fruchtbar.

Pathogenese. Es kommen im wesentlichen drei Mechanismen in Frage, denen auch drei Typen von Zysten entsprechen:

1. Ventilstenose mit Aufblähung der Alveolen und Zerstörung der Alveolarsepten (lokalisiertes Spannungsemphysem). Die Zysten sind mit einem flachen Epithel ausgekleidet, dünnwandig, lufthaltig und können in ihrer Größe wechseln. Sie sitzen meist in der Peripherie und werden auch als Pneumatozelen bezeichnet.

2. Dysontogenetische Zysten. Sie beruhen auf einer Hemmung der Aussprossung der Bronchien und einem Fehlen der Alveolisation. Man bezeichnet sie wegen ihres Wandaufbaus auch als bronchogene oder Bronchialzysten. Die Tatsache, daß die Wand bronchiale Elemente enthält, bedeutet nach CAFFEY (110) nicht, daß es sich immer um eine bronchogene Zyste handeln muß. Er hat einleuchtend gezeigt, daß distal von einer Ventilstenose Teile der Bronchialwand in den emphysematösen Bereich einbezogen werden können. Betrifft die Fehlentwicklung größere Bereiche und bestehen breite Verbindungen zwischen Bronchialbaum und Zysten, so spricht man auch von bronchiektatischen Zysten. Die kongenitalen Bronchiektasen gehören hierher.

3. Infektiös-entzündliche Prozesse können zu Zysten führen: einmal durch Ventilstenose in den Bronchien – nach CAFFEY (110) gehören die allermeisten frühkindlichen Zysten hierher – und außerdem können im Verlauf gewisser Pneumonien zystenartige Gebilde auftreten. Sie werden auch als Pseudozysten oder Pseudokavernen bezeichnet.

Die histologische Differenzierung ist noch dadurch erschwert, daß Bronchialzysten oft infiziert sind. Dann kann der Wandaufbau nicht mehr beurteilt werden. Anderseits können sich infektiös entstandene Hohlräume epithelisieren. Derartiges ist beispielsweise bei erfolgreich medikamentös behandelten tuberkulösen Kavernen bekannt.

Die stets wieder aufgerollte Frage, ob die Zysten konnatal sind oder später entstehen, bleibt umstritten. CAFFEY (110) erklärt aufgrund der Tatsache, daß er unter 7000 Röntgenbildern von Neugeborenen keine Zyste fand, und daß die meisten im Säuglingsalter beobachteten Zysten wieder verschwinden, daß „praktisch alle pulmonalen Zysten ein lokalisiertes Spannungsemphysem distal von einer Ventilstenose darstellen, die meist durch Entzündung entstanden ist". Für einen Teil, wie groß oder wie klein er immer sei, kann man aber die dysontogenetische Entstehung kaum in Frage stellen. – Alle diese Überlegungen und Diskussionen haben für die praktische Beurteilung keine wesentliche Bedeutung.

Röntgenbild (115). Vom formalen Gesichtspunkt aus kann man folgende Typen unterscheiden:

1. Solitäre Zysten, einzeln oder selten zu mehreren. Sie können mit Flüssigkeit gefüllt sein (Schleim aus Bronchialwandbestandteilen) und erscheinen dann als sehr dichte Rundschatten, so daß sie nicht ohne weiteres als Zysten erkannt werden können. Lufthaltige Solitärzysten können verschiedene Größe haben (Abb. 34). Da die in diesen Fällen immer vorhandene Verbindung mit dem Bronchialbaum meist sehr eng ist – sie lassen sich ja auch selten mit Kontrastmittel füllen – besteht immer die Möglichkeit der Aufblähung durch einen Ventilmechanismus. Derartig geblähte Zysten (Riesenzysten, Ballonzysten) können einen ganzen Hemithorax ausfüllen, die Lunge völlig komprimieren, eine Verschiebung des Mediastinums bewirken und einen Pneumothorax vortäuschen (Abb. 35 und 36).

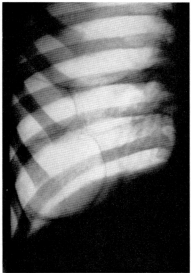
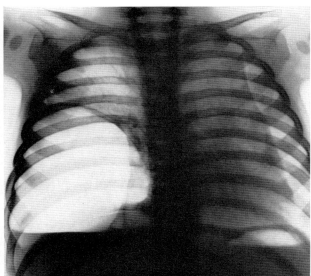

Abb. 34   Abb. 35

Abb. 34   Bronchogene Zysten im rechten Unterlappen. Rezidivierende Atemwegsinfekte im Säuglings-alter. Zysten im Alter von 7 Monaten entdeckt. Operation mit 2 Jahren: 2 mandarinengroße und mehrere kleinere Zysten histologisch als „bronchiektatische Zysten" bezeichnet

Abb. 35   „Ballonzyste" mit kleinem Erguß und Verdrängung des Mediastinums. 10 Monate alter Knabe

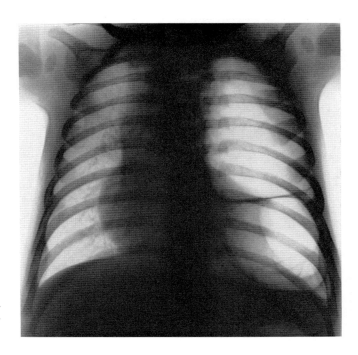

Abb. 36   Mehrkammerige,   ge-blähte Zyste, klinisch als Pneumo-thorax diagnostiziert

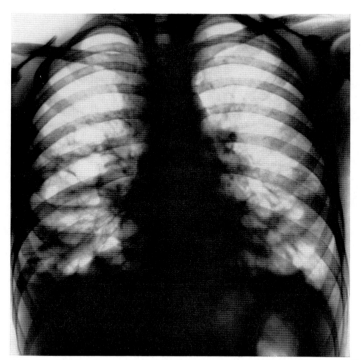

Abb. 37   Wabenlunge. 5jähriges Mädchen. Vor 3 Jahren Fieberschübe mit Husten. Trommelschlegelfinger, Bronchialatmen, zum Teil mit amphorischem Klang, reichlich feuchte Rasselgeräusche. Auffallend
guter Allgemeinzustand (Hochalpine Kinderheilstätte Pro Juventute, Davos)

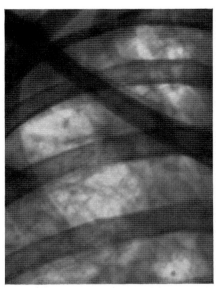

Abb. 38   Kleinwabige Struktur bei Lungenfibrose.
19jähriges Mädchen, mehrjährige Krankheits-
dauer

2. Polyzystische Gebilde können Segmente, Lappen oder ganze Lungenflügel einnehmen. Sie können sich wie die Solitärzysten auf-blähen. Wenn sie sich über eine ganze Lunge ausdehnen, spricht man von Wabenlunge (Abb. 37). Besser würde man von „Trauben-lunge" sprechen, was auch gleich einen Begriff von der Größe der einzelnen Zysten gibt.

Die kleinzystische Durchsetzung beider Lun-gen hat eine ganz andere Genese. Sie ist die Folge einer Lungenfibrose und kommt beim Kind selten vor (Abb. 38). Ebenfalls selten ist die Wabenstruktur bei der Xanthomatose (117).

3. Zysten bei Pneumonien. Die eindrucks-vollsten und häufigsten sind die seifenblasen-artigen Gebilde bei Staphylokokkenpneumo-nien, die meist unter dem Namen Pneumo-pathia bullosa laufen. Sie werden dort be-sprochen (s. S. 74). Hier ist zu vermerken, daß

sie sich – ausnahmsweise – so stark aufblähen können, daß ein Eingriff notwendig wird, und daß sie manchmal monatelang bestehen bleiben; wenn man die Vorgeschichte nicht kennt, werden sie als Solitärzysten interpretiert.

Es gibt aber auch bei Pneumonien vom Typus der Pneumokokkenpneumonie im Stadium der Rückbildung rasch wachsende Aufhellungen inmitten des Infiltrates, gelegentlich mit kleinem Flüssigkeitsspiegel, die oft für Abszesse gehalten worden sind, wahrscheinlich aber einem lokalisierten Ventilemphysem entsprechen, das nach Abheilung wieder verschwindet. Man sieht sie heute, da der Ablauf durch die Antibiotika stark beschleunigt ist, nur noch selten.

4. Das lobäre Emphysem, das von manchen zu den Zysten gerechnet wird, und die zystischen Gebilde bei der intralobären Sequestration sind in den betreffenden Abschnitten beschrieben (s. S. 48 und 51).

Klinik. Viele Zysten bleiben stumm und werden zufällig entdeckt. Symptome, vor allem Dyspnoe, treten auf, wenn es infolge Blähung zur Raumverdrängung und Mediastinalverschiebung kommt. Es ist aber, wie man auch vom Spannungspneumothorax her weiß, erstaunlich, wie gut manchmal auch sehr große Ballonzysten ertragen werden.

Infektionen drohen sowohl luft- wie flüssigkeitsgefüllten Zysten. Sie äußern sich in pneumonischen Schüben in der Umgebung der Zysten. Es bietet sich dann das Bild der chronischen oder rezidivierenden entzündlichen Lungenerkrankung, innerhalb welcher die Zyste oft zunächst gar nicht erkennbar ist.

Diagnose. Zunächst ist durch Aufnahmen in zwei Richtungen zu prüfen, ob ein Ringschatten wirklich einem körperlichen Gebilde entspricht. Es gibt Ringe – vermutlich Pleuraverdickungen –, die nicht einen Hohlraum darstellen, und außerdem gibt es auch noch ringartige Überschneidungsphänomene.

Differentialdiagnose. Es sind flüssigkeitsgefüllte Zysten von soliden Tumoren abzu-

grenzen. Das ist klinisch-radiologisch oft nicht möglich; erst das Resektionspräparat entscheidet. Bei lufthaltigen Zysten ist, wenn daneben infiltrative Prozesse bestehen, in erster Linie der Lungenabszeß in Betracht zu ziehen. Erfahrene Kenner versichern (4), daß infizierte Zysten davon nicht zu unterscheiden seien. Die tuberkulöse Kaverne hat ihre besondere Vorgeschichte und kommt heute in unseren Gegenden bei Kindern praktisch nicht mehr vor. Der Echinokokkus ist hierzulande ebenfalls sehr selten. Die Eosinophilie und die spezifischen Reaktionen führen auf die Spur, sofern man überhaupt daran denkt. Wandständige Zysten sind sehr schwer von einem abgekapselten Pneumothorax und Riesenzysten schwer von einem Spannungspneumothorax zu unterscheiden, ja die Entscheidung kann gelegentlich nicht einmal intra operationem getroffen werden. Die Entstehungsgeschichte dürfte wichtige Aufschlüsse geben.

Therapie. Spannungszysten sind zu punktieren, evtl. zu drainieren. Für die meisten Zysten ist die Exstirpation die Therapie der Wahl. Dafür gibt es zwei Gründe: Bei den flüssigkeitsgefüllten weiß man nicht, worum es sich handelt; bei den luftgefüllten besteht immer die Möglichkeit der Infektion. Rezidivierende oder chronische Pneumonien in der Umgebung können den Allgemeinzustand stark beeinträchtigen. Die im Verlauf einer Pneumonie auftretenden Zysten brauchen keine Behandlung, und die dünnwandigen Pneumatozelen können zunächst einmal beobachtet werden.

Tumoren und Zysten des Mediastinums

Unter dem Begriff „Mediastinaltumor" (3) faßt man Gebilde verschiedener Art zusammen, die zu einer Verbreiterung des Mediastinalschattens führen. Es finden sich darunter gutartige, völlig symptomlose Tumoren und anderseits rasch wachsende

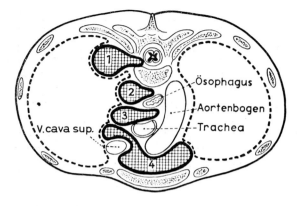

Abb. 39   Lokalisation der Mediastinaltumoren. 1 = neurogene Tumoren (Ganglioneurom, Neurofibrom, Neuroblastoma
sympathicum), 2 = enterogene und gastro-
gene Zysten (Duplikaturen des Magen-
Darm-Traktes), 3 = bronchogene Zysten,
4 = Thymome, Dermoidzysten, Teratome
(aus M. Grob: Lehrbuch der Kinderchirurgie. Thieme, Stuttgart 1957)

Malignome. Es ist üblich, auch die Zysten
miteinzubeziehen, da sie fast immer mit
Flüssigkeit gefüllt sind und als „Tumor" erscheinen. Die Lokalisation der Mediastinaltumoren zeigt Abb. 39.
Symptomatologie. Viele Mediastinaltumoren
machen gar keine klinischen Symptome und
werden zufällig bei einer röntgenologischen
Routineuntersuchung entdeckt. Andere können durch Druck auf benachbarte Strukturen
zu Krankheitserscheinungen führen. Am wichtigsten ist die Kompression der Trachea und
der Bronchien. Sie äußert sich in trockenem
Husten und manchmal Stridor. Rezidivierende Infekte der unteren Luftwege sind häufig.
Bei höhergradiger Kompression kommt es
zum Obstruktivemphysem oder zu Atelektasen. Wird der N. laryngeus recurrens geschädigt, so tritt Heiserkeit und Husten auf.
Wird der Ösophagus komprimiert, so bestehen Schluckschwierigkeiten und Regurgita-
tion. Maligne Tumoren können die großen
Gefäße komprimieren. Ist die V. cava superior betroffen, so führt das zu erweiterten
Venen in den oberen Extremitäten, an Kopf
und Hals, bei stärkerer Kompression auch zu
Zyanose in diesen Gebieten. Bei der seltenen
Kompression der V. cava inferior kommt es
zu Ödemen der Beine.
Da klinische Symptome oft fehlen oder ganz
uncharakteristisch sind, spielt die *Röntgendiagnostik* eine ausschlaggebende Rolle (113,
119). Aufnahmen in zwei Richtungen, evtl.
ergänzt durch Tomogramme, gestatten in

erster Linie eine genaue Lokalisation, die für
die Diagnose wegleitend ist. Die genaue Natur des Tumors läßt sich aber oft nicht erkennen. Ein nützliches Hilfsmittel ist die
Ösophagographie.

Ganglioneuroma sympathicum

Das gutartige Ganglioneuroma sympathicum
bietet einen recht charakteristischen Anblick:
ein rundliches, scharf begrenztes schatten-
dichtes Gebilde, das recht groß sein kann und
im kostovertebralen Winkel, also ganz hinten
liegt. Diese Tumoren können gelegentlich die
Trachea komprimieren, auch ein Hornersches
Syndrom hervorrufen, machen aber sonst
kaum Symptome (Abb. 40). Sie müssen trotz
dieser klinischen Harmlosigkeit operativ
entfernt werden, da auch bei langsamem
Wachstum ein Übergang zur Malignität nie
ganz sicher ausgeschlossen werden kann.

Neuroblastoma sympathicum

Das Neuroblastoma sympathicum ist ein
maligner Tumor des Sympathikus, der meist
in der Nebenniere, gelegentlich aber im
Thorax mit etwa gleicher Lokalisation wie
das Ganglioneurom vorkommt. Er zeichnet
sich durch rasches Wachstum und frühzeitige
generalisierte Knochenmetastasierung aus,
die klinisch oft vor dem Primärtumor in Erscheinung tritt. Die Therapie besteht in erster
Linie in Röntgenbestrahlung.

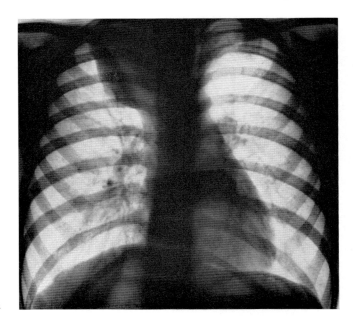

a

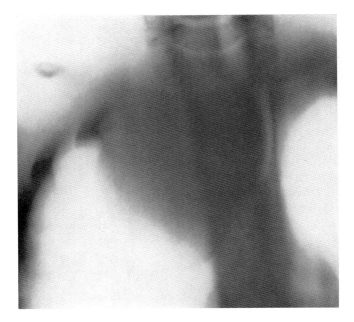

b

Abb. 40 Ganglioneurom. Nach jeder Erkältung einige Wochen dauernder trockener, bellender Husten. Kein Stridor. Tumor bei Kontrolldurchleuchtung entdeckt. 6jähriger Knabe. a) Schattendichte, scharf begrenzte Masse im rechten Spitzenfeld. b) Tomogramm: Verlagerung und Kompression der Trachea. Operation: Faustgroßer Tumor in der Thoraxapertur, histologisch Ganglioneurom

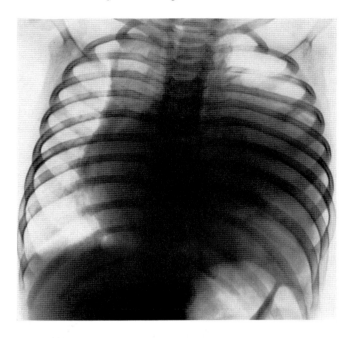

a

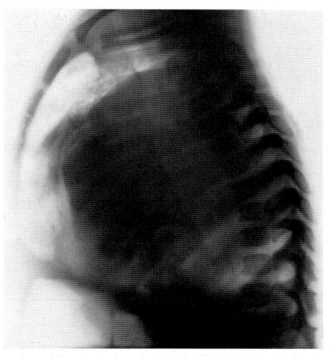

b

Abb. 41   Teratom, klinisch inapparent. 9 Monate altes Kind. a) a.-p.-Aufnahme, b) Aufnahme im seitlichen Strahlengang

Teratome und Dermoide

Die Teratome und Dermoide liegen im vorderen Mediastinum in mittlerer Höhe und können erhebliche Größe erreichen (Abb. 41). Manchmal weisen sie unregelmäßig verteilte Verkalkungen auf (Knochen- und Zahnanlagen) oder auch eine verkalkte Schale, entstanden durch nekrotisierende Prozesse infolge Drucks.

Lymphangiome

Die Lymphangiome sitzen meistens in der oberen Thoraxapertur und reichen über diese hinaus in die Halsgegend, wo sie tastbar sind. Dadurch wird die Diagnose ermöglicht. Im Röntgenbild zeigen sie sich als rundliche paravertebrale Schatten.

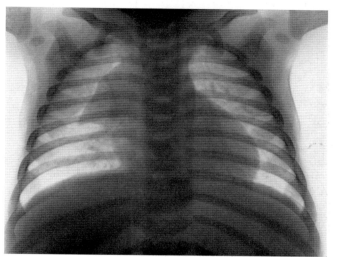

a

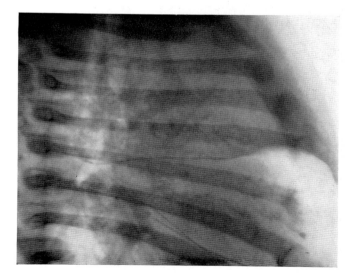

b

Abb. 42   a) Thymus in Form eines „Segelschattens". 7 Monate altes Kind. b) Das Seitenbild bestätigt die substernale Lage.

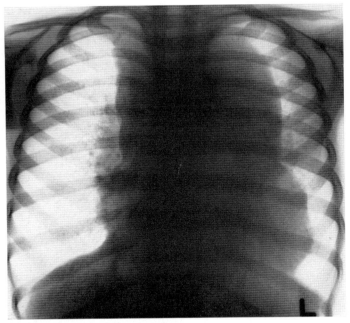

Abb. 43   Thymussarkom mit Leukämie. 7jähriges Mädchen

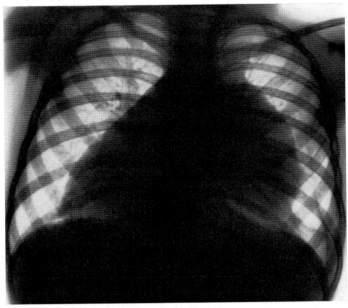

Abb. 44   Mediastinales Lymphosarkom. 7jähriger Knabe

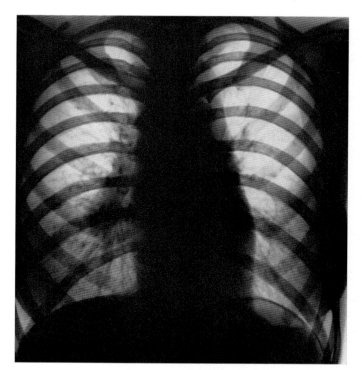

a

b

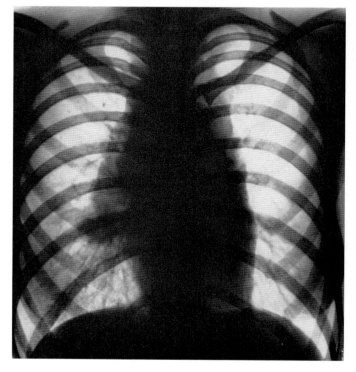

Abb. 45   Lymphogranulom des Hilus und der Paratracheallymphknoten. 15jähriges Mädchen. Vom Oktober 1953 an wiederholte (später histologisch bestätigte) Schübe von Erythema nodosum. Im Januar 1954 wegen Hilusinfiltrat in die hochalpine Kinderheilstätte Pro Juventute, Davos, eingewiesen. Mantoux 10 TE positiv. a) Röntgenbild vom 11. 1. 1954: Knollig verdickter rechter Hilus; breites, kaminförmiges oberes Mediastinum. Anfang März Fieberschub mit Erythema nodosum. b) Da das Röntgenbild vom 2. 3. 1954 gegenüber früher ein auffallendes Wachstum der Lymphknoten zeigte, tauchten Zweifel an der Diagnose einer Tbc auf. Die Probeexzision eines kleinen supraklavikulären Lymphknotens ergab ein Lymphogranulom

Bronchogene Zysten

Die bronchogenen Zysten sind selten (118). Sie stehen in enger Beziehung zur Trachea und den Hauptbronchien, liegen also mittelständig. Sie könnten zu Kompressionserscheinungen der Trachea führen (Husten, Dyspnoe). Im Ösophagogramm erkennt man eine Verdrängung nach hinten oder zur Seite. Nur selten besteht eine Fistel zu den Luftwegen.

Enterogene Zysten

Die enterogenen Zysten sind als Duplikaturen des Vorderdarmes aufzufassen. Sie liegen im hinteren Mediastinum zwischen Ösophagus und Wirbelsäule. Sie sind mit Magen- oder Darm-, seltener mit Ösophagusschleimhaut ausgekleidet. Wegen deren Sekretionsleistung sind sie prall mit Flüssigkeit gefüllt und machen durch ihre Größenzunahme relativ früh Symptome, z. B. Schluckbeschwerden. Sie werden deshalb meist schon in den ersten Lebensjahren erkannt. Sie können zu Perforationen und gastrointestinalen Blutungen führen. Das Ösophagogramm zeigt eine Verdrängung nach vorne. In etwa der Hälfte der Fälle bestehen Mißbildungen der zervikalen oder der oberen thorakalen Wirbelsäule, die entwicklungsgeschichtlich erklärbar sind (3).

Thymustumoren

Verschattungen des oberen Mediastinums, die vorne liegen, gehören fast immer dem Thymus an. Im Säuglingsalter sind Größe und Form des normalen Thymus außerordentlich variabel, so daß ein pathologischer Prozeß schwer zu erkennen ist. Auch normalerweise kommen einseitige Vergrößerungen oder Auszipfelungen vor (Segelschatten, früher als

Pleuritis mediastinalis superior gedeutet, Abb. 42). Im Zweifelsfalle hilft der ACTH-Test (rasche Verkleinerung auf ACTH-Injektionen). Die früher übliche diagnostische Röntgenbestrahlung ist wegen ihrer Spätfolgen ganz aufgegeben worden. Gutartige Thymustumoren sind sehr selten. Bei den bösartigen, die in jedem Alter, auch beim Säugling, auftreten können, handelt es sich meist um Sarkome, deren genaue pathologisch-anatomische Zuordnung umstritten ist. Sie führen gemäß ihrer Lage zu Kompressionserscheinungen der Trachea (Stridor) und der großen Gefäße (Zyanose und Ödem des Gesichtes). Röntgenologisch stellen sie sich als massive Verbreiterung des Thymusschattens dar (Abb. 43).

Lymphome

Das rasch wachsende *Lymphosarkom* führt zu Stenoseerscheinungen, wie Dyspnoe, aber auch zu Allgemeinsymptomen, wie Fieber. Röntgenologisch ist das Bild recht charakteristisch: doppelseitige starke Verbreiterung des Mediastinalschattens, manchmal mit bogiger Kontur (Abb. 44). In den relativ seltenen Fällen, bei denen ein *Morbus Hodgkin* im Mediastinum beginnt, bietet er ein ähnliches Bild (Abb. 45). Für die Diagnose ist die Biopsie der supraklavikulären Lymphknoten wesentlich (s. S. 7).

Zu den gutartigen Lymphomen des Mediastinums gehören in erster Linie die *Tuberkulose* und der *Morbus Boeck*. Im Gegensatz zu den Malignomen sind die Lymphknotenschwellungen hier kleiner, über längere Zeit stationär, und die einzelnen Knoten lassen sich, besonders auf den Tomogrammen, besser erkennen.

Emphysem und Atelektase

Emphysem bedeutet Überblähung der Alveolen, Atelektase deren Luftleere. Beides sind keine Krankheiten, sondern Begleiterscheinungen verschiedener pathologischer Prozesse, unter denen entzündliche Erkrankungen die wichtigste Rolle spielen. Beide sind meistens bedingt durch Störung der Luftzirkulation in den Bronchien, die man als

„Ventilationsstörungen" bezeichnet. Da solche bei zahlreichen Krankheiten in immer wieder gleicher Weise vorkommen, scheint es zweckmäßig, sie hier zusammenfassend zu besprechen.

Emphysem

Das aus der Erwachsenenpathologie bekannte irreversible sog. chronisch substantielle Emphysem, pathologisch-anatomisch durch Septenverlust gekennzeichnet, kommt beim Kind selten als Endzustand schwersten Asthmas oder der Pankreasfibrose vor. Sonst hat man es immer mit rückbildungsfähigen Veränderungen zu tun.

Das *kompensatorische Emphysem* füllt freigewordenen Raum aus, z. B. nach Lobektomien oder in der Nachbarschaft von Atelektasen. Es ist nur im Röntgenbild erkennbar und zeigt sich in erhöhter Transparenz und teilweisem Verschwinden der normalen Lungenzeichnung. Überhelle Bezirke können auf benachbarte Schrumpfungsprozesse hinweisen, die sonst nicht erkennbar sind.

Das *Obstruktivemphysem* ist die Folge eines Ventilmechanismus, sei es an einer einzigen Stelle des Bronchialbaums (z. B. Fremdkörper) oder in zahlreichen Verzweigungen (z. B. Bronchiolitis). Abb. 46 zeigt den Vorgang: Bei der Inspiration erweitert sich das Bronchiallumen, so daß noch Luft am Hindernis vorbeiströmen kann; bei der Exspiration kommt es zum Verschluß, so daß ein Teil der Luft gefangen bleibt. Ventilmechanismen sind beim kleinen Kind sehr häufig wegen der engen Bronchiallumina, in denen relativ kleine Schleimmengen die Belüftung beeinträchtigen können. Nimmt die Stenose zu, z. B. durch stärkere Schleimhautschwellung, so wird auch die Inspiration gedrosselt, und es kommt zur Atelektase.

Das Obstruktivemphysem fordert Raum und verdrängt benachbarte Strukturen. Das läßt sich am Tiefstand der Lungengrenzen erkennen und am Verschwinden der Herzdämpfung, wenn die linke Lunge beteiligt ist. Außerdem

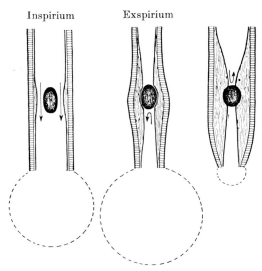

Inspirium   Exspirium

Abb. 46   Partieller und totaler Bronchusverschluß (aus G. Fanconi, A. Wallgren: Lehrbuch der Pädiatrie, 8. Aufl. Schwabe, Basel 1967)

zeigt sich das Emphysem in einer Abschwächung des Atemgeräusches bei normalem oder hypersonorem Klopfschall. Manchmal sieht man ein Zurückbleiben der emphysematösen Seite bei der Atmung und bei Doppelseitigkeit die Inspirationsstellung des Thorax. Das Röntgenbild zeigt den Zwerchfelltiefstand, vermehrte Transparenz und verminderte Lungenzeichnung. Ist das Emphysem einseitig, so wird das Mediastinum verdrängt. Bei starkem Überdruck werden geblähte Partien auf der Gegenseite sichtbar. Der hierfür gebräuchliche Ausdruck „Mediastinalhernie" wird besser durch „überlappendes Emphysem" ersetzt. Es gibt hierfür zwei Prädilektionsstellen: vorne oben und, weniger häufig, hinten unten. Die Mediastinalverschiebung (Holzknecht-Jacobsonsches Phänomen) läßt sich durch Aufnahmen in In- und Exspiration darstellen, besser aber noch vor dem Durchleuchtungsschirm sehen, wo bei genauer Beobachtung auch kleine Bewegungen erkannt werden können. Das kann beispielsweise bei Fremdkörperaspiration von entscheidender Bedeutung sein. Abb. 47 a erläutert den Vorgang: Bei der Inspiration sind beide Lungen

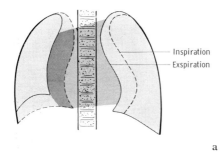

a

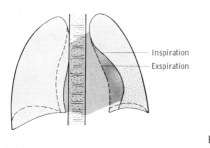

b

Abb. 47   Mediastinalwandern a) bei Obstruktivemphysem (links), b) bei Atelektase (links)

gleich stark gefüllt, bei der Exspiration entleert sich nur die gesunde Seite, so daß die
gebläht bleibende emphysematöse Lunge das
Mediastinum von sich wegschiebt.

Atelektasen

Lungenteile können durch Druck von außen
leer werden. Diese sog. Kompressionsatelek-
tasen bedürfen keiner weiteren Erläuterung.
Sie sind geläufig bei Pleuraergüssen, beim
Pneumothorax, insbesondere bei solchem mit
Überdruck, und in der Umgebung geblähter
Zysten.
Die Obstruktivatelektasen oder, wie sie meist
genannt werden, Resorptionsatelektasen sind
die Folge eines Bronchusverschlusses. Im ab-
gesperrten Bezirk wird die Luft ziemlich rasch
resorbiert, so daß es zum Kollaps der Alveolen kommt. Eine Belüftung auf dem Seiten-
wege durch die Kohnschen Poren und ähnliche
Kanäle hat nur ganz begrenzte Bedeutung.
Der Alveolarkollaps führt zunächst zur
Volumenverkleinerung des atelektatischen

Bezirkes. Früher oder später kann sich aber
Exsudat bilden, da ja oft infektiöse Prozesse
der Atelektase zugrunde liegen. Das Volumen
nimmt wieder zu. Der englische Ausdruck
„drowned lung" kennzeichnet den Vorgang.
Bei plötzlich auftretender Atelektase einer
ganzen Lunge oder wenigstens größerer Teile
spricht man von Kollaps. In diesem Falle
kommt es zu Dyspnoe, Tachypnoe und
Zyanose. Diese Symptome sind zum Teil verursacht durch die Einschränkung der Atemfläche, zum Teil aber durch eine Shunt-
wirkung. Nicht oxygeniertes Blut kommt in
erheblichen Mengen in den großen Kreislauf.
Im Verlauf der ersten Tage wird aber die
Zirkulation in den Pulmonalgefäßen gedrosselt, so daß die anfänglich erniedrigte
Sauerstoffsättigung wieder normal wird (116).
Kleine Atelektasen machen keine auskultatorischen Symptome, bei größeren ist das Atemgeräusch abgeschwächt. Die Diagnose beruht
aber auf dem Röntgenbild: die verschatteten
Partien entsprechen Segmenten, Lappen oder
einer ganzen Lunge. Das läßt sich aber nur
auf Bildern in zwei Richtungen erkennen. Die
Volumenverkleinerung ist bereits erwähnt
worden. Erhöhte Transparenz der benachbarten Partien kann einen Hinweis geben.
Die den Atelektasen zugrunde liegende
Bronchialobstruktion zeigt sich auch in einer
Verschiebung des Mediastinums analog jener
beim Emphysem. Nur sind hier die Verhältnisse bei der Inspiration pathologisch: weil
sich die normale Seite füllt, die atelektatischen Partien aber nur teilweise, verschiebt
sich das Mediastinum gegen diese hin
(Abb. 47 b).
Das weitere Schicksal der atelektatischen Partien hängt davon ab, ob und wie rasch der
Bronchialverschluß behoben wird. Bleibt er
längere Zeit bestehen, so kann es zur Fibro-
sierung und Schrumpfung kommen, oft verbunden mit Bronchiektasenbildung.
Die Ursachen der Atelektasen sind Fremdkörper, intratracheale Tumoren, Kompression
der Bronchien von außen durch Lymph-
knotentumoren u. a., ferner bronchitische

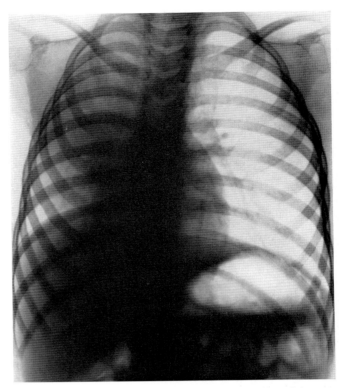

Abb. 48   Rezidivierende Atelektasen bei Werdnig-Hoffmannscher spinaler Muskelatrophie infolge ungenügender Atembewegungen. 2jähriges Kind

Prozesse verschiedenster Art. Ungenügende Atembewegungen wie etwa bei spinaler Muskelatrophie (WERDNIG-HOFFMANN) können ebenfalls Atelektasen verursachen (Abb. 48).

Die postoperativen Atelektasen beruhen zum Teil auf Hypoventilation, zum Teil auf Bronchialverlegung durch Schleim, der insbesondere nach Bauchoperationen nicht richtig abgehustet wird.

Mittellappensyndrom

Die Bezeichnung Mittellappensyndrom (112) ist verwirrend und überflüssig. Es ist schwer einzusehen, warum der 1948 erstmals auftauchende Name (GRAHAM u. Mitarb.) eine größere Verbreitung gefunden hat. Im wesentlichen handelt es sich um Mittellappenatelektasen, sei es, daß sie den ganzen Lap-

pen, sei es, daß sie nur eines der beiden Segmente betreffen. Der Mittellappen wird allerdings besonders häufig atelektatisch, speziell im Zusammenhang mit der Tuberkulose. Das rechtfertigt es aber keineswegs, ein besonderes Syndrom abzugrenzen. Die Anfälligkeit des Mittellappens hat anatomische Gründe: Sein Bronchus ist ziemlich lang und eng und an seinem Abgang von Lymphknoten ummauert. Erkrankungen dieser Lymphknoten, besonders tuberkulöse, sind die Hauptursache für die Atelektasen. Bei Kindern handelt es sich um dieselben Prozesse der Bronchialwanderkrankung bei frischer Primärinfektion wie sie allen „Infiltrierungen" oder „Obstruktivinfiltraten" zugrunde liegen (s. S. 94). Bei Erwachsenen kommen die von BROCK (107 b) als „posttuberkulös" beschriebenen chronisch-entzündlichen, ebenfalls auf einer Bronchusstenose beruhenden Prozesse in Frage, die mit pneumonischen Schüben, chronischem Husten und Hämoptoen einhergehen und die manchmal den Gedanken an ein Karzinom nahelegen.

Neuerdings ist von DEES u. SPOCK (111) eine Gruppe von Kindern beschrieben worden, die zum größten Teil Asthmatiker waren und die Veränderungen am Mittellappen aufwiesen, meist Atelektasen mit Bronchusdeformationen. Ein Teil mußte lobektomiert werden. Tuberkulose kam bei dieser Gruppe als Ätiologie nicht in Frage, vielmehr muß man annehmen, daß unspezifische Lymphadenitiden im Zusammenhang mit bronchitischen Prozessen zugrunde lagen.

Ob akute Erkrankungen wie etwa Mittellappenpneumonien oder frische Atelektasen durch (allerdings hier seltene) Fremdkörper auch zum Mittellappensyndrom zu rechnen sind, ist eine Ermessensfrage.

Gemeinsam ist den so verschiedenartigen Erkrankungen die Röntgensymptomatologie, auf der die Diagnose beruht: wenig dichte homogene flaue, manchmal nach oben scharf begrenzte Verschattung im Mittelfeld. Klarheit schafft nur das Seitenbild mit dem typischen Dreieckschatten. Es läßt auch den Grad der Schrumpfung erkennen und zeigt, ob beide Segmente betroffen sind oder nur eines. Bronchogramme ergeben, wie bei anderen, länger bestehenden Atelektasen auch, Deformationen und Erweiterungen der Bronchien.

Pneumonien

Allgemeines

Die Pneumonien, einst gefürchtet und besonders bei kleinen Kindern häufig tödlich, sind heute in ihrer Mehrzahl gutartige Erkrankungen geworden. Im Kinderspital Zürich starben im Jahrfünft 1930–1934 79 Kinder an Pneumonien, 1960–1964 bei doppelt so großem Patientendurchgang nur noch 18. Über die Häufigkeit liegen keine zuverlässigen Angaben vor, doch besteht der Eindruck, daß sie gegenüber früher seltener geworden sind. Eine verhängnisvolle Rolle können sie bei vorbestehenden schweren Erkrankungen der Atemorgane (z. B. Mukoviszidose) oder beim Darniederliegen der Abwehrmechanismen spielen (Frühgeburten, Antikörpermangel, immunosuppressive Therapie).

Ursachen, Symptome und Verlauf sind so unterschiedlich, daß sich immer wieder die Notwendigkeit einer Klassifikation aufdrängt. Verschiedenes ist versucht worden; immer hat es sich aber gezeigt, daß es eine einfache, alles Wesentliche berücksichtigende Einteilung nicht gibt. Wir halten uns im folgenden an die heute meist üblichen ätiologischen Gesichtspunkte, besprechen aber die Symptomatologie und die allgemeine Therapie gemeinsam.

Altersverteilung. Pneumonien befallen, wie die Abb. 49 zeigt, ganz vorwiegend Kinder in den ersten drei Lebensjahren, am allerhäufigsten Säuglinge (120). Todesfälle kommen fast nur noch in dieser Altersgruppe vor.

Disposition. Meist ist die Pneumonie ein einmaliges Ereignis. Bei rezidivierenden Er-

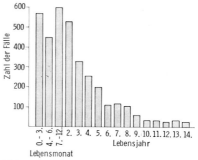

Abb. 49 Altersverteilung der Pneumonien (aus K. D. BACHMANN: Mschr. Kinderheilk. 108 [1960] 91)

krankungen muß aber nach disponierenden Faktoren gesucht werden. Es kann sich um anatomische Anomalien handeln, wie Bronchiektasen, Bronchusstenosen, Pankreasfibrose, Mißbildungen (z. B. ösophagotracheale Fistel, Lungenaplasie und -hypoplasie, Sequestration), ferner um Zysten u. a. oder aber um gestörte Abwehrfunktionen. Beim humoralen Antikörpermangelsyndrom (121) sind bakterielle Pneumonien häufig, und schwere Pneumonien kommen neben eitrigen Prozessen bei der septischen Granulomatose vor (127), bei der neuerdings eine gestörte Leukozytenfunktion (Dysphagozytose) festgestellt worden ist (144).

Ursachen. Weitaus die meisten Pneumonien sind infektiösen Ursprunges. Eine Ausnahme machen die Aspirationspneumonien und die allergischen Pneumonien. Zahlreiche Erreger können Lungenentzündungen hervorrufen. Unter den Bakterien stehen die Staphylokokken und die Pneumokokken obenan, viel seltener sind Streptokokken, Haemophilus influenzae und Pyozyaneus; Kolibakterien kommen nur bei Neugeborenen vor. Rickettsien können ebenfalls Pneumonien verursachen (Q-Fieber). Der vermutliche Erreger der interstitiellen plasmazellulären Pneumonie gehört zu den Protozoen. Eine Art Zwischenstellung zwischen Bakterien und Viren nehmen das Mycoplasma pneumoniae und die Chlamydia ornithosis ein. Von den Viren sind es vor allem jene, die auch andere Erkrankungen des Respirationstraktes hervorrufen können. Oft ist mehr als ein Erreger im Spiel: So kann beispielsweise ein Virus als Wegbereiter für eine nachfolgende bakterielle Superinfektion wirken. Die wichtigsten Erreger sind heute die Staphylokokken, das Mykoplasma und die Viren.

Die Feststellung der Erreger ist im Einzelfall meist schwierig, oft unmöglich. Sputum ist ja erst etwa vom 5. Jahr an erhältlich. Es erlaubt, wenn es sorgfältig gewaschen wird, innerhalb nützlicher Frist die Identifizierung bakterieller Erreger. Wenn kein Sputum zu haben ist, können Rachen- oder Larynx-abstriche Anhaltspunkte geben. Ihr Wert ist aber sehr beschränkt, weil obere und untere Luftwege meist nicht die gleiche Flora beherbergen. In ausgedehnten Studien ist gezeigt worden, daß potentiell pathogene Keime bei Gesunden und bei Kindern mit Erkrankungen der unteren Luftwege gleich häufig vorkommen (138). Am ehesten lassen sich noch Schlüsse ziehen, wenn ein ungewöhnlicher Erreger (z. B. Pseudomonas) in Reinkultur vorkommt. Manchmal kann durch das Bronchoskop oder den Trachealkatheter Material gewonnen werden. Über Lungenpunktion s. S. 6. Die Untersuchung auf Viren ist aufwendig und so zeitraubend, daß die Ergebnisse erst eintreffen, wenn die Pneumonie abgeheilt ist.

Symptomatologie. Die meisten Pneumonien gehen mit Fieber einher. Beim jungen Säugling kann es aber vollständig fehlen. Das Gesicht ist beim älteren Kind oft hochrot, beim Säugling aber gewöhnlich blaß, in schweren Fällen zyanotisch. Schon eine leichte periorale Zyanose kann einen diagnostischen Hinweis geben. Gelegentlich können schwere Kollapszustände das Bild beherrschen und die Diagnose erschweren.

Für die Diagnose ist die Beobachtung der Atmung mindestens ebenso wichtig wie die Auskultation und Perkussion. Die Atemfrequenz ist erhöht. Sie läßt sich am besten aus dem Verhältnis Atmung : Puls beurteilen, das normalerweise 1 : 4 beträgt, bei Pneumonien aber 1 : 3 oder noch weniger. Die Dyspnoe macht sich bemerkbar durch Nasenflügelatmen, durch Einziehungen des Jugulums, der Zwischenrippenräume und des Epigastriums sowie durch die Anspannung der auxiliären Atemmuskeln. Beim kleinen Säugling erkennt man bei Seitenlage an einem leichten Nicken des Kopfes die Mitwirkung der Halsmuskulatur. Manchmal, besonders bei Pleurareizung, ist die Atmung stoßend. Das Zurückbleiben einer Thoraxseite kann einen Hinweis geben, vor allem wenn die Pleura mitbeteiligt ist.

Physikalische Untersuchung. Die physikalische Untersuchung der Lungen ergibt im Beginn oft sehr wenig. Durch größere Infiltrate hervorgerufene Dämpfungszonen kommen höchstens beim älteren Kind vor. Beim jungen Kind herrschen die Zeichen der Lungenblähung vor, die sorgfältig gesucht werden müssen: Tiefstand der Lungengrenzen und Verschwinden der Herzdämpfung. Bei der Auskultation wird man nur ausnahmsweise Bronchialatmen hören, eher noch eine verstärkte Bronchophonie. Meist ist das Atemgeräusch über den befallenen Lungenpartien abgeschwächt, manchmal aber auch verschärft. Einseitige Rasselgeräusche weisen auf eine Pneumonie hin, ganz besonders wenn sie klingend sind. Beim Säugling kommen sie oft erst in der tiefen Inspiration beim Schreien zum Vorschein. Gar nicht selten ist der Auskultationsbefund – besonders bei nur einmaliger Untersuchung – normal.

Das Abdomen ist oft aufgetrieben, was die Dyspnoe verstärkt. Der Grad des Meteorismus läßt auf die Schwere des Zustandes schließen; er kann so ausgesprochen sein, daß die Pneumonie zunächst unter dem Bild des paralytischen Ileus erscheint. Manchmal ist der Bauch druckempfindlich; die „pneumonische Pseudoappendizitis" findet sich hauptsächlich bei rechtsseitigen Pneumonien der älteren Kinder. – Manchmal, besonders bei den Pneumokokkenpneumonien, besteht ein ausgesprochener Meningismus, und die Ähnlichkeit mit einer echten Meningitis wird gelegentlich durch Delirien und Konvulsionen verstärkt („enzephalomeningealer Typus"). Der Liquordruck ist dann erhöht, der Liquor aber völlig normal.

Die *Röntgenbefunde* sind sehr vielgestaltig. Beim Säugling trifft man besonders die diffusen kleinherdigen Pneumonien an. Bei diesen kann aber die Lungenblähung so sehr im Vordergrund stehen, daß die kleinen Infiltrate kaum zu sehen sind. Anderseits kann die gestörte Belüftung zur Volumenverminderung der befallenen Partien führen. Kleinere Atelektasen kommen bei den verschiedensten

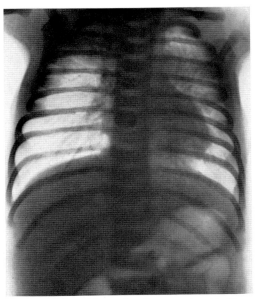

Abb. 50   Dystelektatische Pneumonie. 11 Tage altes Kind

Pneumonieformen vor, Volumenverminderung einer ganzen Lunge vor allem beim Säugling (dystelektatische Pneumonie, Abb. 50). Bei größeren Schattenbildungen sprechen wenig dichte Trübungen und streifige Zeichnung für vorwiegend interstitielle Prozesse, dichte Verschattungen für Exsudation in die Alveolen. Massige Infiltration ganzer Lappen, die klassische lobäre Pneumonie, kommt heute nur ausnahmsweise und nur beim älteren Kinde vor. Etwas häufiger sind segmentale Prozesse. Viel häufiger sind kleinherdige Formen, die meist als „Bronchopneumonien" bezeichnet werden. Beim Säugling gruppieren sie sich oft in streifiger Form um den Hilus (hilifugale Pneumonie, Abb. 51).

Therapie. Hat man eine Pneumonie festgestellt oder vermutet, so stellt sich als erstes die Frage: Antibiotika oder nicht, und wenn ja, welches? Da man über die Ätiologie zunächst ganz im Ungewissen ist, wird es wohl zweckmäßig sein, auf alle Fälle eine antibiotische Behandlung einzuleiten, auch wenn man weiß, daß sie in manchen Fällen nutzlos ist. Über die Wahl des Antibiotikums kann

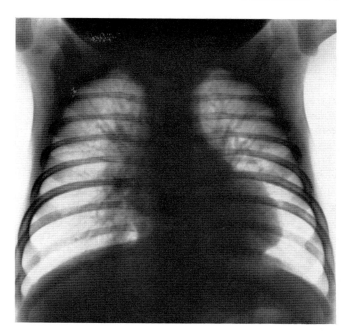

Abb. 51   Hilifugale   Pneumonie.
3 Monate altes Kind

man verschiedener Ansicht sein, sie ist eine Ermessensfrage. Penicillin ist voll wirksam bei Pneumokokken und den nicht häufigen Streptokokken, teilweise oder nicht wirksam bei Staphylokokken, je nach Resistenzlage. Hier sind halbsynthetische Penizilline einzusetzen. Nur Tetrazykline sind wirksam bei den Ornithosen, dem Q-Fieber und den Mykoplasmen, hier zusammen mit dem Erythromycin. Hat man nach klinischem Bild und Röntgenbefund Grund, eine bakterielle Pneumonie anzunehmen, so ist es ein gutes Prinzip, besonders bei kleinen Kindern, sich nach dem gefährlichsten Erreger zu richten, und das ist der Staphylokokkus. Man wird also als erste Wahl am besten ein Cloxacillin (z. B. Orbenin) oder ein Cephalosporin (z. B. Keflex) einsetzen. Letzteres ist auch gegen den Haemophilus influenzae wirksam. In Fällen, bei denen eine Mykoplasmapneumonie wahrscheinlich ist, wird man Tetrazykline oder Erythromycin geben, die, sollte man sich getäuscht haben, auch gegen grampositive Kokken eine gute Wirksamkeit haben. Läßt

sich im weiteren Verlauf die Diagnose präzisieren oder liegen Ergebnisse einer Resistenzprüfung vor, so müssen unter Umständen die ersten Dispositionen geändert werden. Dosierung der Antibiotika s. S. 8.
Über der antibiotischen Behandlung, die ja nicht selten unwirksam bleiben muß (Viruspneumonien!), darf die symptomatische Therapie alten Stils nicht vergesen werden. Sie hat noch immer ihren Platz. Frische Luft bekommt den pneumonischen Kindern stets gut. Bei angestrengter Atmung kann ein aufsteigendes Bad (bis etwa 39 °C) den Zustand erheblich verbessern. Besteht freilich eine wesentliche Zyanose, so ist die Sauerstoffhaube am Platz. Luftbefeuchtung hat nur einen Sinn, wenn Vernebler mit kleinsten Tröpfchen zur Verfügung stehen (s. S. 9). Andernfalls behindert der Dampf eher die Atmung. Besondere Beachtung ist dem Meteorismus zu schenken, der ja viel zur Einschränkung des Atemraumes beitragen kann. Das Darmrohr, evtl. Einläufe können hier helfen. – Bei quälendem, unproduk-

tivem Reizhusten sind Kodeinpräparate angezeigt und tragen zur Schonung der Kräfte
bei, ebenso Sedativa bei sehr unruhigen Kindern. Expektorantien sind, wenigstens bei
etwas älteren Kindern, üblich. Ob sie viel
nützen, ist fraglich. Das beste Mittel zur Ver-
dünnung des Schleims ist reichliche Flüssigkeitszufuhr, evtl. als Infusion.

Sehr schwere Zustände mit Schock und starker
Dyspnoe, wie sie vor allem bei Säuglingen
vorkommen, verlangen den Einsatz der
Mittel einer Intensivpflegestation, wo notfalls
auch künstliche Beatmung möglich ist.

Bakterielle Pneumonien

Staphylokokkenpneumonie
(156, 166)

Die Staphylokokkenpneumonie stellt im
Gegensatz zu anderen bakteriellen Pneumonien, besonders der Pneumokokkenpneumonie, auch heute noch ernsthafte therapeutische
Probleme und führt auch immer wieder zum
Tode. Sie ist charakterisiert durch zwei Komplikationen: das frühzeitig auftretende
Empyem und die Pneumopathia bullosa
(Abb. 52). Fälle mit diesen Komplikationen
sind als Staphylokokkenerkrankungen klinisch zu diagnostizieren. Wie DISNEY u.
Mitarb. (131) durch Lungenpunktion festgestellt haben, weist aber nur etwa die Hälfte

der Fälle derartige Komplikationen auf,
während die andere Hälfte ganz uncharakteristisch verläuft.

Historisches: Wenn man die neuere Literatur
durchsieht, insbesondere die amerikanische, so
könnte man glauben, daß die Staphylokokkenpneumonie eine neue Krankheit sei, die im Zusammenhang mit der Verbreitung antibiotika-
resistenter Stämme steht. Dem ist aber nicht so.
Der Staphylokokkus wird als Pneumonieerreger
schon 1904 erwähnt; 1919 wurden eine größere
Zahl von Staphylokokkenpneumonien des Erwachsenen im Rahmen der großen Grippeepidemie
beschrieben. FINKELSTEIN erwähnt 1921 in seinem
damals sehr bekannten Lehrbuch der Säuglings-
krankheiten die abszedierende Pneumonie, bei der
sich im Eiter meist Staphylokokken fanden.
WISKOTT hat 1932 in seiner Monographie über die
kindlichen Pneumonien die primär abszedierende
Form eingehend gewürdigt und ebenfalls den
Staphylokokkus als häufigsten Erreger hervorgehoben.

Häufigkeit. Aus den Befunden beim Pleuraempyem (s. S. 35) geht klar hervor, daß die
relative Häufigkeit der Staphylokokken
gegenüber den Pneumokokken erheblich zu-
genommen hat. Fraglich ist aber, ob die
Staphylokokkenpneumonie überhaupt häufiger geworden ist. Schlüssige Zahlen hier-
über gibt es nicht.

In einer großen Serie von Fällen, die mit
Lungenpunktion untersucht wurden, fanden
MIMICA u. Mitarb. (150 a) bei 187 Kleinkindern unter zwei Jahren mit positiver Kultur
in 77% Staphylokokken, in 3% Pneumokokken, in 6% den Haemophilus influenzae
und bei 12% andere gramnegative Erreger.

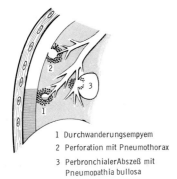

1 Durchwanderungsempyem
2 Perforation mit Pneumothorax
3 PerbronchialerAbszeß mit
   Pneumopathia bullosa

Abb. 52 Folgen der Abszedierung bei Staphylokokkenpneumonie (aus H. WISSLER: Schweiz. med.
Wschr. 91 [1961] 385)

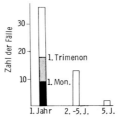

Abb. 53 Altersverteilung von 53 Staphylokokkenpneumonien des Kinderspitals Zürich (aus H.
WISSLER: Schweiz. med. Wschr. 91 [1961] 385)

Altersverteilung. Die Staphylokokkenpneumonie ist eine Krankheit der ersten zwei bis drei Lebensjahre, insbesondere aber des jungen Säuglings. Abb. 53 zeigt die Verhältnisse am eigenen Krankengut.

Klinisches Bild. Die Staphylokokkenpneumonie befällt meist gesunde, normal entwickelte Kinder. Den Auftakt der Krankheit bilden sehr oft katarrhalische Symptome, wie Husten und Schnupfen. Offenbar wirken Virusinfektionen als Wegbereiter für die deszendierende Besiedelung der unteren Luftwege. Ausnahmsweise können auch Pyodermien Eintrittspforten für eine hämatogene Infektion sein. Manchmal fehlen alle Vorboten, und die Krankheit setzt gleich mit den typischen Symptomen der Pneumonie ein: Fieber, stoßende, stark beschleunigte Atmung, Husten. Bei jungen Säuglingen kann die Temperatur normal sein. Fast immer ist das Krankheitsbild schwer und alarmierend, der Allgemeinzustand schlecht. Manchmal stehen die Symptome gelähmter Darmtätigkeit so sehr im Vordergrund, daß man zuerst an eine abdominale Erkrankung denkt (Abb. 54). Die physikalischen Befunde über den Lungen sind anfänglich in keiner Weise charakteristisch (Lungenblähung, feinblasige Rasselgeräusche, manchmal überhaupt kein sicherer Auskultationsbefund). Wenn sich dann aber sehr rasch die Zeichen eines Ergusses einstellen, so muß sofort der Verdacht auf eine Staphylokokkenpneumonie auftauchen. Die ganze Entwicklung kann überstürzt, perakut vor sich gehen, so daß die Krankheit sozusagen mit dem Empyem oder mit dem Spannungspneumothorax beginnt, ja es sind Fälle beschrieben, wo vom Krankheitsbeginn bis zum Tode nur 24 Std. verstrichen. Meist ist aber der Verlauf weniger stürmisch. Es entwickelt sich das typische Bild des Empyems, oft mit starker Dyspnoe und toxischem Zustandsbild. In anderen Fällen sieht man im Verlauf einer banal erscheinenden Pneumonie das Bild einer Pneumopathia bullosa auftreten, das dann die Staphylokokkenätiologie enthüllt.

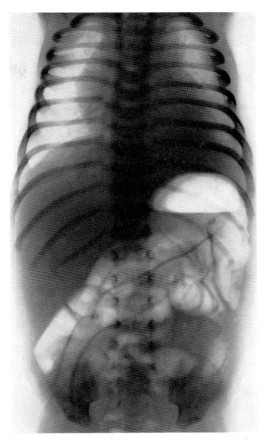

Abb. 54 Abdominelle Form der Staphylokokkenpneumonie. 3 Monate altes Kind. Beginn mit hohem Fieber, blutig-schleimigen Stühlen, gespanntem, aufgetriebenem Bauch. Laparotomie wegen Verdacht auf hohe Invagination. Nachher rasche Entwicklung eines Empyems. Exitus nach 5tägiger Krankheit. Bild: starker Meteorismus, beginnender Pleuraerguß im linken Sinus phrenicocostalis

Das *Empyem* besteht anfangs aus dünnflüssigem, oft sanguinolentem Eiter. Später kommt es zu reichlicher Fibrinablagerung. Ein Pyopneumothorax braucht sich klinisch gar nicht von einem unkomplizierten Empyem zu unterscheiden. Steht er allerdings unter Spannung, so kann extreme, lebensbedrohliche Atemnot die Folge sein (vgl. Abb. 92, S. 137). Ausnahmsweise kann der Pneumothorax auch ohne Pleuraerguß auftreten.

Röntgenbefund. Schwere des klinischen Bildes und Ausdehnung des Krankheitsprozesses im Röntgenbild gehen nicht immer parallel. In unseren Fällen waren bei einem Drittel der Fälle beide Seiten betroffen. Bei der Mehrzahl der Fälle ist dann, wenn das Kind zum Röntgen kommt, lediglich eine dichte Verschattung einer Seite zu sehen, hervorgerufen durch einen massiven, alles verdeckenden Erguß. In den Fällen, bei denen man über Bilder vor dem Pleuraerguß verfügt, oder in jenen Fällen, die eine Pneumopathia bullosa aufweisen, zeigt es sich, daß die Röntgenveränderungen ganz uneinheitlich sind. Man sieht Lungenblähung, Atelektasen, streifig-feinfleckige bis mittelfleckige Verschattungen, dichte rundliche Herde und dichte Herde anderer Form. Als charakteristisch gelten die dichten Rundherde, die aber nur in einer kleinen Minderzahl vorkommen. Blasenbildungen im Verlauf von Pneumonien sind schon sehr lange bekannt und unter den verschiedensten Bezeichnungen, wie Pseudokavernen, Pseudozysten usw., beschrieben worden. Heute gebrauchen wir meistens den Namen **Pneumopathia bullosa,** während im angelsächsischen Bereich meist von Pneumatozelen die Rede ist. Vereinzelte Blasen können sicherlich bei Pneumonien verschiedenster Art im Stadium der Resorption auftreten. Polyzystische Gebilde und große, raumverdrängende Blasen sind aber charakteristisch für die Staphylokokkenpneumonie. Im Röntgenbild stellen sie sich zuerst als kleine Aufhellungen dar, die rasch wachsen. Bei Vollentwicklung sind sie rund oder oval und haben meist eine ganz regelmäßige schmale Kontur (Seifenblasenbild, Abb. 55). Manchmal zeigen sie einen kleinen Flüssigkeitsspiegel. Oft stehen sie unter Druck, was sich aus der Verdrängung benachbarter Strukturen erkennen läßt. Gelegentlich kann es zu geradezu grotesken Bildern mit starker Verschiebung des Mediastinums und erheblicher Dyspnoe kommen. In seltenen Fällen sind die Verdrängungserscheinungen so erheblich, daß eine Drainage oder sogar eine Exstirpation notwendig wird. In der Regel sind sie aber harmlos und bilden sich gewöhnlich im Verlauf einiger Wochen zurück, können aber auch einige Monate sichtbar bleiben. Wenn man von der vorangegangenen Pneumonie nichts weiß, können sie in späteren Stadien leicht mit Zysten verwechselt werden. Die Pneumopathia bullosa gilt als prognostisch günstiges Zeichen. Keines unserer gestorbenen Kinder zeigte sie. Bis zu ihrer Ausbildung verstreicht stets eine gewisse Zeit, während die gefährlichen Fälle jene mit perakutem Verlauf sind.

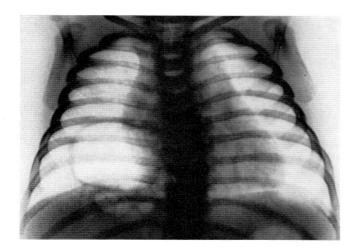

Abb. 55 Pneumopathia bullosa. 5 Monate altes Kind

Pathogenese. Der Verlauf der Pneumopathia bullosa läßt erkennen, daß die Höhlen nicht durch Gewebezerstörung entstehen, sondern durch Verdrängung, daß also ein Ventilmechanismus die Hauptrolle spielt. Wegen der relativen Gutartigkeit sind Autopsiebefunde spärlich; infolgedessen gibt es nur wenige beweisende Beobachtungen (141). Vermutlich spielt sich der Prozeß so ab, daß zuerst peribronchiale, auf Durchwanderung beruhende Abszesse entstehen, die dann sekundär wieder in den Bronchus einbrechen und zu Fistelbildungen führen. Durch diese Fisteln tritt Luft in das Interstitium und breitet sich dort aus.

Differentialdiagnose. Die voll entwickelte Pneumopathia bullosa mit dem Seifenblasenbild ist leicht zu erkennen. Gelegentlich können Schwierigkeiten auftreten in der Abgrenzung gegen einen partiellen geklammerten Pneumothorax, ja gelegentlich ist die Unterscheidung überhaupt nicht möglich, was aber ohne praktische Bedeutung ist. Wichtiger ist die Unterscheidung von multiplen Einschmelzungsherden, die ja bei der Staphylokokkenpneumonie auch vorkommen. Bei diesen ist die Wand dicker und die Entwicklung langsamer. Es gibt aber Fälle, bei denen eine Diagnose nicht mit Sicherheit gestellt werden kann. Bei solitären Pneumatozelen des jungen Säuglings stellt sich ferner die Frage, ob nicht angeborene Zysten vorliegen. Sie wurden früher ziemlich häufig diagnostiziert, gelten aber jetzt eher als selten.

Weißes Blutbild: Meist besteht eine hohe, manchmal sehr hohe neutrophile Leukozytose. Gelegentlich kommen aber auch tiefe Werte vor. Eine niedrige Leukozytenzahl gilt als prognostisch schlechtes Zeichen, was wir aber an unserem Krankengut nicht bestätigen konnten. Eigentümlich ist das Vorhandensein von Eosinophilen in einem im übrigen akut entzündlichen Blutbild. Etwa die Hälfte unserer Patienten wies ein bis mehrere Prozente von Eosinophilen auf.

Prognose. Die Prognose quoad vitam ist heute wesentlich besser als früher, aber immer noch ernst. Von unseren eigenen Patienten starb ein Fünftel, davon allerdings zwei Drittel innerhalb der ersten 24 Std. nach Klinikeintritt. In der Literatur finden sich Sterblichkeitszahlen von 35–80%. Sie beziehen sich aber, wie unsere eigenen Zahlen auch, vornehmlich auf Fälle mit Empyemen. Über die Prognose der ganz unkomplizierten Staphylokokkenpneumonie wissen wir wenig. An ihrem auslesefreien Krankengut, diagnostiziert durch Lungenpunktion, fanden DISNEY u. Mitarb. (131) eine Sterblichkeit von etwa 15%. Bleiben die Kinder am Leben, so sind die Aussichten auf vollständige Ausheilung eines Empyems oder eines Pyopneumothorax sehr gut. Diese klinische Feststellung ist neuerdings auch durch Lungenfunktionsprüfungen erhärtet worden (127 a). Irreversible Verschwartungen, die zur Dekortikation zwingen, sind beim Kinde selten.

Therapie. Hat man begründeten Verdacht, daß eine Staphylokokkenpneumonie vorliegt, so ist sofort ein gegen Penicillinase resistentes Penicillin einzusetzen, entweder 50 mg/kg/Tag Orbenin (Cloxacillin-Na) per os oder 100 mg/kg/Tag Methicillin (z. B. Staphylocid) parenteral. Stehen solche Präparate nicht zur Verfügung, so kann manchmal ganz hoch dosiertes gewöhnliches Phenoxymethylpenicillin (Penicillin V) genügen. Über die allgemeinen Maßnahmen s. S. 70. Hier sei nur betont, daß die Schockbekämpfung eine ganz wichtige Rolle spielen kann. Über die Behandlung des Empyems s. S. 136.

Pneumokokkenpneumonie

Die Pneumokokkenpneumonie spielt heute nicht mehr die dominierende Rolle wie früher; wohl infolge der ausgedehnten Anwendung von Antibiotika ist sie gegenüber anderen Formen wie Staphylokokken-, Mykoplasma- und Viruspneumonien zurückgetreten. Sie ist eher eine Erkrankung des älteren Kindes. Den klassischen Verlauf mit plötzlichem Beginn ohne katarrhalisches Vorstadium, hohem Fieber, manchmal Herpes labialis, hochrotem, mitunter leicht zyanotischem Gesicht, klinischen Zeichen der Infiltration (Dämpfung, bronchialer Beiklang, klingende Rasselgeräusche), hoher neutrophiler Leukozytose mit starker Linksverschiebung und toxischen Granula dürfte man heute nur noch ziemlich selten zu sehen bekommen. Die oben erwähnten meningealen und pseudoappendizitischen Bilder sind hier anzutreffen. Das Röntgenbild zeigt, da die Alveolen durch Exsudat ausgefüllt sind, schattendichte Herde, manchmal kleinere (lobuläre), öfters größere (segmentale), selten lobäre.

Die Wahrscheinlichkeitsdiagnose ergibt sich aus dem klinischen Bild. Das Blutbild läßt auf eine bakterielle Pneumonie schließen, ebenso bis zu einem gewissen Grad das Röntgenbild. Sicherheit gibt nur die Sputumuntersuchung (s. S. 4). Ein prompter Erfolg der Penicillinbehandlung kann eine Vermutungsdiagnose nachträglich erhärten. In den meisten Fällen wird man sich mit der Wahrscheinlichkeitsdiagnose „bakterielle Pneumonie vom Pneumokokkentypus" begnügen müssen. Man darf aber nie vergessen, daß eine Staphylokokkenpneumonie unter gleichen Erscheinungen beginnen kann.

Die Antibiotikatherapie ist nach diesem Gesichtspunkt auszurichten. Das bedeutet, daß man bei Gebrauch von gewöhnlichem Penicillin hoch dosieren oder sonst ein halbsynthetisches Penicillin wählen muß. Auch Ampicillin ist brauchbar und bietet den Vorteil, daß es auch bei der Haemophilus-influenzae-Pneumonie wirksam ist. Bei Penicillinallergien bieten Erythromycin und die Tetrazykline eine Ausweichmöglichkeit.

Haemophilus-influenzae-Pneumonie

Sie ist selten und klinisch sowie radiologisch von der Pneumokokkenpneumonie kaum zu unterscheiden. Hier kann der Rachenabstrich einen Hinweis geben, wenn er eine Reinkultur des Erregers aufweist.

Streptokokkenpneumonie

Streptokokken spielen eine gewisse Rolle als Pfropfinfektionen bei Viruserkrankungen der Luftwege, z. B. bei der Grippe. Auch können Pneumonien im Verlauf anderweitiger Streptokokkenerkrankungen auftreten, wie bei Angina oder Erysipel. Die primäre isolierte Streptokokkenpneumonie dürfte selten sein. Der Verlauf ist sehr verschiedenartig, manchmal ganz akut hochfebril, manchmal mehr schleichend. Die Auskultationssymptome können sehr diskret sein. Das Röntgenbild zeigt meist eine diffuse, feinfleckige Verschattung, manchmal auch Bilder, die einer Mykoplasmapneumonie gleichen. Pleuraergüsse scheinen ziemlich häufig zu sein. Die Diagnose stützt sich auf den Erregernachweis im Sputum, im Pleuraexsudat oder in der Blutkultur. *Prognose:* Die Streptokokkenpneumonie hat in der Grippepandemie von 1918 zahlreiche Opfer gefordert. Heute sind die Aussichten gut, sofern die Erkrankung antibiotisch richtig behandelt wird. Penicillin ist das Mittel der Wahl, das auch anzuwenden ist, wenn nur der Verdacht einer Streptokokkenpneumonie besteht, also z. B. bei pneumonischen Erscheinungen im Verlauf von Grippe, Masern oder nach Anginen.

Pseudomonas-aeruginosa-(Pyozyaneus-) Pneumonie
(129, 150, 167)

Pyozyaneuspneumonien (wir geben hier dem kurzen, wenn auch nicht mehr offiziellen Namen den Vorzug) gelten als selten und kommen ganz vorwiegend bei jungen Säuglingen vor. Da aber Pyozyaneusinfektionen immer häufiger werden, besonders im Rahmen des infektiösen Hospitalismus, ist damit zu rechnen, daß auch die Erkrankungen der Luftwege zunehmen. Eine wichtige Rolle spielt der Antagonismus zur normalen Bakterienflora des Rachens, des Magen-Darm-Traktes und der Haut. Ist sie intakt, so verdrängt sie den Pyozyaneus. Wird sie durch Antibiotika unterdrückt, so ist der Weg zur Vermehrung des Pyozyaneus frei. Die Ansteckung erfolgt durch Tröpfcheninfektion, Sauger, Milch. Neuerdings ist mit der Ver-

seuchung des Wassers in Ultraschallver-
neblern zu rechnen (s. S. 9).
Befallen werden abwehrgeschwächte Kinder
jeden Alters, besonders aber Neugeborene
und Säuglinge unter antibiotischer Therapie.
Zu unterscheiden sind diejenigen Pyozyaneus-
erkrankungen, die sich auf eine antibiotisch
behandelte Pneumonie aufpfropfen, von der
primären Pyozyaneuspneumonie. Die durch
Infektionswechsel bedingten Pneumonien
werden meist nicht erkannt und haben deswegen eine hohe Letalität.
Die primäre Pyozyaneuspneumonie des jungen Säuglings ist oft von Durchfall begleitet.
Der Verlauf ist schleichend. Die Temperatur
ist normal oder nur geringfügig erhöht, die
Atmung nicht immer beschleunigt. Regelmäßig fällt das grau-blasse Aussehen des
Säuglings auf. Der Röntgenbefund ist vielgestaltig; meist handelt es sich um herdförmig
konfluierende Bronchopneumonien, die ihren
Sitz im längeren Verlauf wechseln können.
Für die Diagnosestellung ist es entscheidend,
bei den gefährdeten Patientengruppen an eine
Pyozyaneusinfektion überhaupt zu denken.
Der Rachenabstrich leistet dann im Gegensatz
zu den Verhältnissen bei anderen Pneumo-
nien wertvolle Hilfe, wenn er den Pyozyaneus
in größerer Zahl enthält. Normalerweise
kommt er daselbst nicht vor. Den sichersten
Anhaltspunkt gibt der Trachealabstrich.
Die Prognose ist trotz langwierigem Verlauf
mit Rezidiven meist gut, sofern es nicht zur
Abszedierung kommt.
Therapie. Die üblichen Antibiotika sind nicht
oder nur unsicher wirksam. In Frage kommen
Polymyxin B oder E, Carbenicillin (153) oder
Gentamycin.

Infektiöse, nichtbakterielle Pneumonien

Den bakteriellen Pneumonien kann man die
infektiösen nichtbakteriellen gegenüberstel-
len, die aber sehr vielgestaltig sind. Unter
ihnen hebt sich eine Gruppe mit gemeinsamen
Merkmalen heraus, für die zur Zeit ein Name

fehlt. Man sprach zunächst von „atyischen"
Pneumonien, ausgehend von der Vorstellung,
daß die „Standardpneumonie" die Pneumokokkenpneumonie klassischer Prägung sei.
Später nannte man sie Viruspneumonien.
Nachdem sich aber gezeigt hat, daß der Erreger der wichtigsten unter ihnen, das Mykoplasma, kein Virus ist und daß für den Erreger der Ornithose dasselbe gilt, bleibt nur
noch eine reduzierte Gruppe von Viruspneumonien übrig. All die genannten Formen
haben folgendes gemeinsam: Es handelt sich
um diffuse peribronchiale interstitielle Prozesse, die perkutorisch und auskultatorisch
wenig in Erscheinung treten und im Röntgenbild eine verstärkte peribronchiale Zeichnung,
besonders in den Unterlappen, flaue, wenig
dichte Verschattungen, vergrößerte Hili und
manchmal Segmentatelektasen zeigen. Miliare
Bilder sind eher selten. Die Leukozyten sind
nicht oder nur mäßig vermehrt.

Mykoplasmapneumonie
(128, 162, 165)
(Synonyma: primär atypische Pneumonie,
kälteagglutinin-positive Pneumonie)

Der Name atypische Pneumonie tauchte in
der Literatur zu Anfang der dreißiger Jahre
auf, um Pneumonieformen zu bezeichnen, die
sich klinisch und röntgenologisch von den
üblichen lobären Pneumonien und den
Bronchopneumonien unterschieden. Schärfere
Umrisse erhielt die Gruppe, als sich zeigte,
daß sie auf Sulfonamide und Penicillin nicht
reagierte. Bei einem Teil stellte man später
fest, daß sie mit der Produktion von Kälte-
agglutininen einherging. 1941 isolierte EATON
ein filtrierbares Agens aus dem Material
solcher atypischer Pneumonien. 1961 wurde
dieses zunächst als Virus angesprochene
Agens als ein Mykoplasma erkannt und 1963
„Mycoplasma pneumoniae" getauft (analog
dem Diplococcus pneumoniae). Ein naher
Verwandter war schon seit 1896 als Erreger
der bovinen Pleuropneumonie bekannt.
Da jetzt die Ätiologie sichergestellt ist, sollte
nur noch der Name Mykoplasmapneumonie

verwendet und die sehr unzweckmäßige Bezeichnung „primär atypische Pneumonie" eliminiert werden.

Der Erreger hat die Dimensionen der größeren Viren, unterscheidet sich aber von diesen dadurch, daß er auf toten Nährböden wächst. Von den Bakterien unterscheidet er sich durch das Fehlen einer festen Zellmembran, weshalb er durch die Filterporen schlüpfen kann. Mykoplasmainfektionen scheinen recht häufig zu sein und treten epidemisch auf. Da für die Ansteckung ein wiederholter enger Kontakt nötig ist, breitet sich die Krankheit vor allem in der Familie, dann aber auch in Heimen und dergleichen aus (128). Serologische Untersuchungen während solcher Epidemien haben gezeigt, daß die Infektion in vielen Fällen subklinisch verläuft (135). Die Pneumonie ist nur *eine* Manifestation der Mykoplasmaerkrankung, andere Formen sind die Tracheobronchitis, die protrahiert verlaufen und zu langdauerndem Reizhusten führen kann,

ferner eine exsudative Tonsillitis mit Lymphknotenschwellung und eine Otitis media, die aber noch wenig bekannt ist. Kleinkinder erkranken vorwiegend an Infektionen der oberen Luftwege und an Bronchitiden. Die Pneumonien sind am häufigsten bei Kindern etwa vom 5. Jahr an und bei Jugendlichen. In dieser Altersgruppe sind 20% der Pneumonien durch Mykoplasmen verursacht (136).

Klinisches Bild. Die Krankheit beginnt mit Kopfschmerzen, Fieber, Frösteln, Halsschmerzen, etwas später kommt ein trockener Reizhusten hinzu. Schwere Fälle können einen exspiratorischen Stridor mit Atemnot aufweisen. Der physikalische Befund über den Lungen ist sehr geringfügig: entweder hört man gar nichts oder dann wenige feine Rasselgeräusche. Demgegenüber ist der *Röntgenbefund* meistens recht ausgedehnt. Als mehr oder weniger typisch wird eine diffuse verstärkte peribronchiale Streifenzeichnung mit Vergrößerung der Hilus-

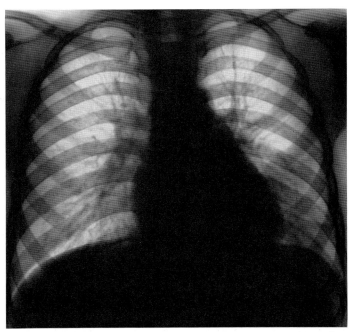

Abb. 56   Mykoplasmapneumonie. 9jähriger Knabe. Am 8. Krankheitstag als Tuberkulose eingewiesen. Flaues Infiltrat im linken Unterfeld. 4500 Leukozyten. Antikörpertiter 1 : 1280

lymphknoten angesehen zusammen mit Infiltraten verschiedener Ausdehnung (Abb. 56), einseitig oder doppelseitig, die nicht die Dichte etwa einer lobären Pneumonie oder grobherdigen Bronchopneumonie erreichen (155). Sie können wechseln, und bis zu ihrem Verschwinden können 2–3 Wochen verstreichen. Kleine Pleuraergüsse kommen gelegentlich vor.

Die Gesamtleukozytenzahl ist wenig erhöht, manchmal findet sich auch eine Leukopenie. Die Senkungsgeschwindigkeit ist mäßig beschleunigt.

In 10–20% der manifesten Infektionen mit Mycoplasma pneumoniae treten Exantheme auf, die morbilliform, makulopapulös oder urtikariell sein können. Mehrfach ist über das Auftreten eines Erythema exsudativum multiforme oder eines Stevens-Johnson-Syndroms berichtet worden (148, 157).

Diagnose. Einen Hinweis auf das Vorliegen einer Mykoplasmapneumonie gibt die Diskrepanz zwischen klinischem Befund und Röntgenbild. Auch Erkrankungen in der gleichen Familie, die sich in Abständen von 2–4 Wochen folgen, ferner das Vorkommen außerhalb der gewöhnlichen „Katarrhsaison" können Hinweise liefern. Die sichere Diagnose, besonders gegenüber den Viruspneumonien, ist nur mit serologischen Methoden möglich. Kälteagglutinine, früher das einzige diagnostische Hilfsmittel, treten nur in etwa 60% der Fälle auf und kommen zudem bei Pneumonien anderer Ätiologie vor. Am meisten verwendet wird heute die Komplementablenkungsreaktion, die klinisch befriedigend ist. Ein erhöhter Titer ist etwa vom 8. Tag an zu erwarten. Beweisend ist ein vierfacher Titeranstieg im Verlauf von etwa zwei Wochen. Der Abfall erfolgt im Verlauf von 2–3 Monaten (147).

Therapie. Als wirksam haben sich vor allem die Tetrazykline erwiesen, die den Verlauf erheblich abkürzen. Neuerdings ist auch erwiesen, daß Erythromycin eine Wirkung hat, die den Tetrazyklinen kaum nachsteht, was besonders für jene Patienten wichtig ist, denen man wegen der Gefahr der Zahnschäden keine Tetrazykline geben kann. Den langdauernden Reizhusten scheint diese Therapie nicht immer zu beeinflussen.

Ornithosepneumonie

Der Erreger, Chlamydia ornithosis (Synonym: Chlamydia psittaci), wurde früher zu den Viren gezählt. Die Chlamydien, zu denen auch die Erreger des Lymphogranuloma inguinale und des Tracheoms gehören, vermehren sich zwar wie die Viren nur intrazellulär, verfügen aber über eine Zellmembran und eigene Stoffwechselvorgänge (6).

Als Infektionsquelle wurden zuerst Papageien und Wellensittiche bekannt, daher der Name Psittakose. Später zeigte es sich aber, daß der Erreger auch bei vielen anderen Vögeln vorkommt, insbesondere bei Tauben. Die Krankheit wird durch kothaltigen Staub übertragen. Bei Kindern ist die Krankheit offenbar seltener als bei Erwachsenen. Leichte Formen werden aber sehr oft nicht erkannt.

Der Krankheitsverlauf ist sehr verschieden. Der Beginn ist meist grippeartig mit Fieber und Reizhusten. Es gibt jedoch auch schleichende Verläufe mit kaum erhöhter Temperatur. Das Allgemeinbefinden ist aber oft stark beeinträchtigt; schlechtes Aussehen und Abmagerung werden immer wieder genannt. Dyspnoe fehlt meist, Sputum ist gelegentlich vorhanden, und der Auskultationsbefund ist meist gering. Anderseits gibt es ganz schwere Verläufe mit starker Atemnot, Prostration und massivem Lungenbefund. Todesfälle waren früher nicht selten. Bei Infektionen durch Papageien ist der Verlauf schwerer als bei Übertragung durch anderes Geflügel (143). Ein Unterschied im Erreger hat sich aber nie nachweisen lassen.

Der Röntgenbefund ist nicht einheitlich; die Hilusschatten sind meist vergrößert; neben peribronchialen streifigen Infiltraten in den Unterlappen gibt es auch gröbere diffus verteilte Verschattungen und gelegentlich miliare Bilder.

Die Diagnose wird durch die Komplementablenkungsreaktion ermöglicht, die vom 10.
bis 14. Tag an positiv wird. Titer von 1 : 40
und mehr sowie Titeranstieg sprechen für
eine frische Infektion.

Bei etwa einem Drittel der Fälle (143) ist die
Wassermannsche Reaktion vorübergehend
positiv. Die von FANCONI (1936) beschriebene
„pseudolutische Pneumonie" und HEGGLINS
(1940) „WaR-positives Lungeninfiltrat"
dürften sich nach heutiger Kenntnis weitgehend mit den Ornithosen decken, wenn
auch bei Pneumonien anderer Genese gelegentlich positive Luesreaktionen vorkommen können.

Therapie und Prophylaxe: Die Erkrankung
spricht auf Tetrazykline gut an. Rigorose
Quarantänemaßnahmen beim Import von
Papageien und Wellensittichen haben die
Psittakose nahezu zum Verschwinden ge-
bracht.

Viruspneumonien
(126, 138)

Sie gleichen meistens den Mykoplasmapneu-
monien so weitgehend, daß die Differentialdiagnose nur serologisch gestellt werden
kann. In Frage kommen Viren der Para-
influenza-Gruppe und Adenoviren; gelegentlich sind auch Rhinoviren, Coxsackieviren und
andere festgestellt worden. Die Adenoviren
finden sich in den unteren Luftwegen viel
seltener als in den oberen, können aber gelegentlich schwere, ja sogar tödliche Pneumonien hervorrufen (163). Eine Sonderstellung
nimmt das Respiratory-Syncytial(RS)-Virus
ein. Es kommt beim Säugling häufig vor und
ist der wichtigste Erreger der Bronchiolitis
(s. S. 15). Es kann aber auch diffuse kleinherdige Bronchopneumonien hervorrufen.
Nach CHANOCK (zit. nach 138) ist es für ein
Viertel aller Pneumonien des ersten Lebens-
halbjahres verantwortlich. Die Symptomatologie ist von jener der Bronchiolitis kaum zu
unterscheiden. Auch röntgenologisch ist die
Differentialdiagnose oft schwierig, weil die
Lungenblähung die kleinen pneumonischen

Schatten überdeckt. Im angelsächsischen
Schrifttum wird denn auch oft einfach von
„schweren Erkrankungen der unteren Luftwege des Säuglings" gesprochen (133). Die
Therapie deckt sich mit jener der Bronchiolitis.

Eosinophile pertussoide Pneumonie

1941 berichtete BOTSZTEJN (125) über 5 Fälle
einer eigentümlichen Säuglingspneumonie.
1960 fügte BIRO (123) weitere 11 Fälle aus
der Zürcher Kinderklinik hinzu, so daß das
Bild jetzt abgerundet ist. Die Krankheit
kommt nur in den ersten vier Lebensmonaten
vor. Sie äußert sich klinisch in Dyspnoe, die
hochgradig sein kann, und in anfallweise
auftretendem pertussisartigem Husten. Der
auskultatorische Befund kann normal sein, in
anderen Fällen sind Rasselgeräusche zu hören.
Das Röntgenbild zeigt den Befund einer
interstitiellen Pneumonie, manchmal mit
Überblähung der unteren Lungenpartien.
Einzelne Fälle weisen eine Pleurabeteiligung
auf. Den besonderen Charakter erhält die
Erkrankung durch die Eosinophilie. Die
Gesamtleukozyten sind meist vermehrt, zwischen 10 000 und 20 000. Die absolute Zahl
der Eosinophilen liegt meistens etwa bei
1000/mm³ (Abb. 57). Trotz des manchmal
bedrohlichen Zustandes ist die Krankheit gutartig. Sie dauert im allgemeinen etwa drei
Wochen. Die Ursache ist unbekannt.

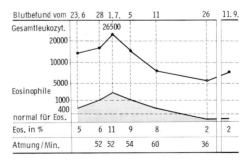

Abb. 57 Verlauf einer eosinophilen, pertussoiden
Pneumonie (aus Z. BIRÓ: Acta paediat. helv. 15
[1960] 135)

Interstitielle plasmazelluläre Pneumonie
(137, 159, 164)

(Synonym: Pneumozystispneumonie)

Die interstitielle plasmazelluläre Pneumonie wurde von pathologisch-anatomischer Seite erstmals 1938 und 1939 eingehend beschrieben. Die ersten klinischen Arbeiten stammen aus dem Jahre 1939 und 1941. 1951 sprach VANEK die Pneumocystis carinii als Erreger an, eine Auffassung, die heute fast allgemein geteilt wird. Die Krankheit geht deswegen auch unter dem Namen „Pneumozystispneumonie".

Vorkommen. Die interstitielle plasmazelluläre Pneumonie kommt ganz vorwiegend bei Säuglingen im 3. und 4. Lebensmonat vor, gelegentlich auch etwas früher, manchmal auch etwas später. Neuerdings ist die gleiche Krankheit bei älteren Kindern und auch bei Erwachsenen mit reduzierten Abwehrkräften beschrieben worden, besonders bei Patienten, die wegen Leukämie oder Malignom unter langdauernder Kortikosteroid- oder Immunosuppressivtherapie stehen. Geographisch ist die Krankheit im wesentlichen auf Europa beschränkt. Einzelne Fälle sind aber auch aus anderen Kontinenten beschrieben worden. Unter den befallenen Säuglingen herrschen die Frühgeburten vor. Es können aber auch reif geborene Kinder erkranken. Der Anteil der Frühgeburten wechselt; in der Statistik von FREUDENBERG u. TOBLER (137) macht er beispielsweise fünf Sechstel aus. Es scheint, daß gegenüber früher heute mehr reif geborene Kinder erkranken. Die plasmazelluläre Pneumonie ist eine Erkrankung der Säuglingsheime und Krankenhäuser. Mindestens neun Zehntel der Patienten erwerben sie in solchen Institutionen. FREUDENBERG u. TOBLER (137) sahen überhaupt keinen Fall, der zu Hause geboren und aufgezogen worden war. – Es scheint, daß hierzulande die Krankheit in den letzten Jahren seltener geworden ist.

Pathologische Anatomie. Wie der Name besagt, besteht die charakteristische Veränderung in einer Infiltration des Interstitiums mit vorwiegend plasmazellulären Elementen. Sie kann die Bronchiolen und die Alveolen komprimieren. In diesen findet sich zunächst neben abgeschilferten Epithelien ödematöse Flüssigkeit mit wenigen Pneumozystisbläschen. Im Verlauf der Krankheit nehmen diese rasch zu und füllen allmählich den ganzen Alveolarraum aus. Es ist dies das längst bekannte, aber zunächst falsch gedeutete Bild des schaumigen Exsudates. In fortgeschrittenen Stadien finden sich Emphysemblasen, vor allem an den mediastinalen Lungenrändern, und gelegentlich ein Pneumothorax.

Erreger. Die Pneumocystis carinii ist als Saprophyt bei verschiedenen Tierarten schon sehr lange bekannt. Auch bei lungengesunden Menschen ist sie in Tupfpräparaten nachgewiesen worden. Über die Verbreitungsweise weiß man nichts. Sie wird gewöhnlich zu den Protozoen gezählt; die Klassifikation innerhalb dieser Gruppe ist aber unsicher. Sie ist weder kultivierbar, noch kann sie auf Tiere übertragen werden. Sie wird nur in den Lungen gefunden. Die Entdeckung VANEKS, daß der „Schaum" in den Alveolen von den Kindern mit plasmazellulärer Pneumonie durch Pneumozystisbläschen gebildet wird, hat eine intensive Diskussion hervorgerufen, ob die Pneumozystis wirklich der Erreger der Krankheit oder nur ein begleitender Saprophyt sei. Die Ansicht, daß sie der wirkliche Erreger sei, hat sich jetzt fast allgemein durchgesetzt. Der Nachweis von Antikörpern zeigt, daß es zumindesten zu einer immunologischen Auseinandersetzung kommt. Die heute meist vertretene Ansicht geht dahin, daß die Infektion mit einem an und für sich harmlosen Saprophyten dann zur Erkrankung führen kann, wenn die Abwehrkräfte darniederliegen. In diesem Zusammenhang ist das Zusammentreffen von Pneumozystisinfektion und Zytomegalie zu erwähnen, das überzufällig häufig ist.

Serologie. 1953 ist es tschechischen Autoren, 1954 VIVELL in Deutschland gelungen, komplementbindende Antikörper im Serum von

Patienten mit plasmazellulärer Pneumonie nachzuweisen. Als Antigen dient ein Extrakt aus den Lungen verstorbener Kinder. Der Nachweis gelingt in etwa 95% der sicheren Fälle. Das Maximum des Antikörpertiters wird 1 Monat nach Erkrankung erreicht, nach 4–5 Monaten sind die Antikörper wieder verschwunden. In der Normalbevölkerung finden sie sich bei etwa 2%, bei Kontaktpersonen häufiger.

Epidemiologie. Die Krankheit kommt, wie erwähnt, vor allem in Säuglingsheimen und Krankenhäusern vor. In solchen Institutionen haben sich denn auch wiederholt ganze Infektketten nachweisen lassen. Nicht erkrankte Zwischenträger konnten durch den Antikörpernachweis identifiziert werden. Solche Epidemien in Säuglingsheimen ziehen sich oft über längere Zeit hin; in manchen Frühgeburtenstationen war die Krankheit endemisch. Die Inkubationszeit beträgt 4–8 Wochen, kann aber gelegentlich auch kürzer oder länger sein. Bei den Frühgeburten rechnet man, daß etwa die Hälfte der exponierten Kinder erkrankt, bei den reifen Säuglingen weniger.

Klinisches Bild. Die Krankheit beginnt meistens schleichend. In einem Anfangsstadium, das gewöhnlich ein bis mehrere Wochen dauert, zeigen die Kinder eine leicht bläuliche Blässe um den Mund herum und vor allem eine beschleunigte Atmung. Diese Tachypnoe ist aber noch nicht ausgesprochen und nur bei sorgfältiger Beobachtung feststellbar. Eine Atemfrequenz von mehr als 50 pro Minute ist verdächtig (normal 30–40). Die Kinder trinken angestrengt und setzen öfters ab. Die Gewichtszunahme ist aber zunächst noch befriedigend. Beim voll entwickelten Krankheitsbild besteht eine ausgesprochene Dyspnoe mit Einziehungen und eine starke Tachypnoe von 80–130/Min. Die Zyanose nimmt zu, und die Kinder werden bei den geringsten Anstrengungen erschöpft. Manchmal zeigt sich ein kraftloses Hüsteln. Als typisch gilt ein rasch eintrocknender, schaumiger, weißer Lippensaum, der aber nicht immer vorhanden ist. Katarrhalische Symptome fehlen fast vollständig. In einzelnen Epidemien leitete aber ein Nasen-Rachen-Infekt die Krankheit ein. Der klinische Lungenbefund ist vielfach normal, manchmal ist Knisterrasseln zu hören. Diese Symptomarmut bei der Auskultation steht im Gegensatz zur Schwere der Dyspnoe. Die Körpertemperatur ist normal, gelegentlich auch etwas erhöht; Fieber gehört nicht zum Bild der plasmazellulären Pneumonie. Bei den Kindern, die der Krankheit nicht erliegen, fangen die Krankheitserscheinungen nach 2–6 Wochen an, sich zurückzubilden. Dies nimmt wiederum einige Wochen in Anspruch.

Neben dem typischen Verlauf gibt es fudroyante Formen, bei denen sich das volle schwere Krankheitsbild innerhalb ganz weniger Tage entwickelt und der Tod schon nach etwa einer Woche eintreten kann. Im Verlauf von Epidemien sind auch ganz atypische Fälle beschrieben worden, die unter dem Bild der Meningitis oder der Invagination verliefen und bei denen dann erst die Obduktion die plasmazelluläre Pneumonie aufdeckte.

Laborbefunde. Die Senkungsgeschwindigkeit ist im Beginn öfters etwas erhöht, im weiteren Verlauf aber meistens normal. Die Leukozytenzahl bewegt sich gewöhnlich zwischen 10 000 und 15 000. Bemerkenswert ist, daß in 10% der Fälle mehr als 10% Eosinophilie gefunden werden und in 40% der Fälle zwischen 5 und 10%.

Röntgenbefund. Das Röntgenbild kann Wesentliches zur Diagnose beitragen, ist aber oft nicht eindeutig, so daß es nur mit dem klinischen Befund zusammen zu verwerten ist. Im Frühstadium herrscht ein feingranuliertes Bild vor, in dem die einzelnen Fleckschatten verschiedene Größe haben können und unscharf begrenzt sind. Dazwischen finden sich kleinste Aufhellungsbezirke, so daß ein schaumiges Bild entsteht (132). Das ganze kann von einer milchglasartigen Trübung überdeckt sein. In späteren Stadien gesellen sich dann dichtere Schatten hinzu, teils streifig, teils

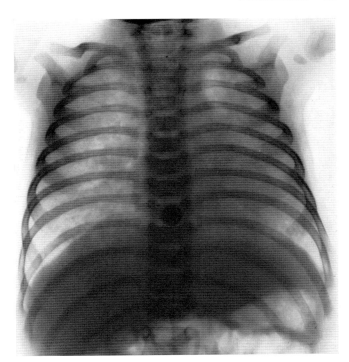

Abb. 58 Interstitielle plasmazelluläre Pneumonie. Rechts kleinfleckige, links etwas gröbere Infiltrate. 2 Monate altes Kind

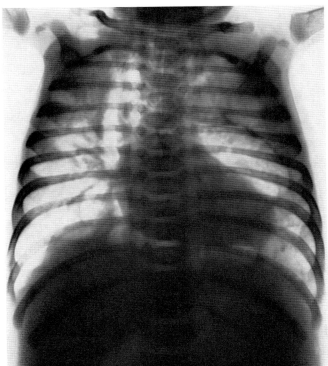

Abb. 59 Interstitielle plasmazelluläre Pneumonie. Fortgeschrit-
tenes Stadium mit Mediastinalemphysem. 3 Monate altes Kind

kleinfleckig; gelegentlich sind aber auch gröbere Schattenbezirke in den verschleierten
Partien erkennbar (Abb. 58). Sie werden als
Atelektasen gedeutet. Solche Fälle mit dich-
teren Infiltrationen sind röntgendiagnostisch
nicht mehr charakteristisch. Im weiteren Verlauf stellen sich dann öfters Emphysemblasen
ein, ein Zeichen ernster Prognose. Besonders
typisch sind jene am Mediastinalrand (Abb.
59), aber auch in anderen Lungenpartien können blasenartige Gebilde auftreten. In 5–10%
der Fälle kommt es zum Spontanpneumothorax, ein Ereignis, das lebensbedrohlich sein
kann. Im Heilungsstadium bilden sich die
Verschattungen allmählich ganz zurück.

Prognose. Etwa 20-25% der Kinder erliegen
der Krankheit. Bei den übrigen kommt es nach
wochenlangem Verlauf zur vollständigen
Heilung.

Diagnose. Der Verdacht, daß eine plasmazelluläre Pneumonie vorliegen könnte, wird
erweckt durch die beschleunigte Atmung und
die Blässe. Regelmäßige Zählung der Atemfrequenz gehört daher zur normalen Überwachung gefährdeter Kinder, also vor allem
der Frühgeburten. Im weiteren Verlauf stützt
sich die Diagnose im wesentlichen auf die Diskrepanz zwischen der Dyspnoe und dem meist
recht ausgedehnten Röntgenbefund einerseits
und dem minimalen Auskultationsbefund der
Lungen anderseits. Milchglasschatten und
Randemphysem sind charakteristische Rönt-
gensymptome. Oft genug ist aber das Röntgenbild nicht eindeutig und erlaubt für sich
allein keine Diagnose. Der Nachweis komple-
mentablenkender Antikörper kann ein sehr
wichtiges Hilfsmittel sein, das aber erst in
späteren Stadien zur Verfügung steht. Die
Lungenpunktion kann entscheidend sein. Da
es sich um einen diffusen Krankheitsprozeß
handelt und der Erreger in großer Zahl vorhanden ist, hat man eine gute Chance, ihn im
Punktat zu finden. Differentialdiagnostisch
kommen die verschiedenen Formen der Säuglingspneumonie in Frage, die aber gewöhnlich
einen dramatischen Verlauf nehmen und auch
röntgenologisch anders aussehen als die plas-

mazelluläre Pneumonie. Eine sichere Abgrenzung ist jedoch oft erst im weiteren Verlauf
möglich.

Therapie. Antibiotika und Kortikosteroide
haben sich als unwirksam erwiesen. Das einzige Medikament, mit dem Erfolge erzielt
worden sind, ist das Pentamidin, in einer
Dosierung von 4 mg/kg i. m. 1mal tägl. 10–12
Tage lang zu geben (124, 145). Bestätigungen
sind aber noch erforderlich. Im übrigen wird
man sich mit einer symptomatischen Behandlung zu begnügen haben und insbesondere für
genügende Sauerstoffzufuhr und eventuelle
Korrektur einer Azidose sorgen.

Für die Prophylaxe sind Isolierungsmaßnah-
men das wichtigste. Da gesunde Zwischenträger für die Ausbreitung eine wichtige Rolle
spielen, ist es verständlich, daß die Bekämpfung einer Endemie eine mühsame Sache ist.
UV-Dauerbestrahlung der Krankenzimmer
hat sich an manchen Orten als sehr nützlich
erwiesen.

Die Pneumozystispneumonie zeigt bei Kindern, die wegen *Leukämie* oder Malignom
unter immunosuppressiver Therapie stehen,
einen anderen Verlauf als jene beim kleinen
Säugling (122, 146). Sie ist nicht so selten,
kamen doch im Kinderspital Zürich im Verlauf von zwei Jahren 6 Fälle zur Beobachtung,
während im gleichen Zeitraum kein einziger
Fall beim Säugling vorkam. Die Krankheit
verläuft mit hohem Fieber, starker Tachypnoe,
Tachykardie und in schweren Fällen mit erheblicher Zyanose. Der Auskultationsbefund
ist ganz geringfügig, das Röntgenbild zeigt
eine diffuse, zum Teil kleinfleckige, zum Teil
streifige Verschattung in allen Lappen (Abb.
60). Der Erregernachweis ist hier besonders
wichtig; er gelingt entweder durch Sekretgewinnung aus der Trachea oder durch Lungenpunktion. Die gewöhnliche May-Grün-
wald-Giemsa-Färbung gibt nicht ganz befriedigende Bilder, besser ist die Methenamin-
Silber-Färbung. Die Pentamidintherapie hat
sich in den bei uns beobachteten Fällen als
wirksam erwiesen.

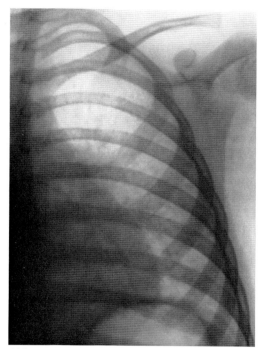

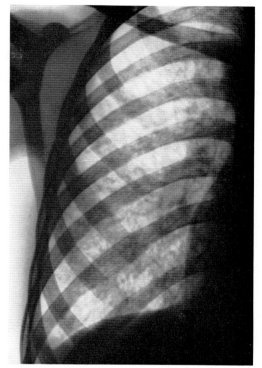

Abb. 60   Pneumozystispneumonie bei lymphatischer Leukämie. Im Alter von 8 Monaten sarkomatöse lymphatische Leukämie diagnostiziert. Vier Monate nach Beginn der zytostatischen Therapie an schwerer Pneumonie mit Respiration von 120, Puls von 180 und Zyanose erkrankt. Exitus nach 3 Tagen. Pathologisch-anatomische Diagnose: Pneumozystispneumonie

Abb. 61   Kleinherdige Masernpneumonie

Pneumonien bei Infektionskrankheiten

Masernpneumonie (126)

Das Masernvirus ruft, was ja das klinische Bild erkennen läßt, heftige Entzündungen im Respirationstrakt hervor. Sie erstrecken sich, wie die pathologisch-anatomischen Untersuchungen zeigen, bis in die Bronchiolen und ins peribronchiale Gewebe. Eine Beteiligung der Lunge am virusbedingten Krankheitsprozeß, die klinisch kaum in Erscheinung tritt, sich aber radiologisch in einer Vergrößerung des Hilusschattens, einer verstärkten peribronchialen Zeichnung, manchmal mit feiner Granulierung in der Umgebung der Hili, kund tut, gehört also noch zum Normalbild der Masern („Masernlunge"). Wenn man von Masernpneumonie spricht, hat man vor allem die bakterielle Superinfektion im Auge, die auf dem Höhepunkt des Exanthems oder etwas darnach auftritt. Ausbleiben der Entfieberung, Atemnot und Auskultationsbefund weisen auf eine Pneumonie hin. Das Röntgenbild ist nicht einheitlich. Neben grobherdigen Bronchopneumonien kommen auch diffuse kleinherdige vor (Abb. 61). Die Pneumonie war früher, da sie in ihrer Abwehr geschädigte Kinder traf, eine gefürchtete Komplikation, zu deren Lasten ein guter Teil der Todesfälle ging. Sie ist heute offenbar seltener geworden und kann durch Antibiotika beherrscht werden. Todesfälle kommen kaum noch vor. Das trifft aber nur für hochzivilisierte Verhältnisse zu. In Entwicklungsländern fordert sie immer noch zahlreiche Opfer. In einer Studie aus Nigeria beispielsweise (151) fanden sich bei 45% der hospitalisierten und bei 50% der gestorbenen Masernpatienten Bronchopneumonien.

Mit den Masern eng verbunden ist die *Hechtsche Riesenzellpneumonie*. Sie interessierte früher ausschließlich die Pathologen. Die miliaren bronchiolitischen und peribronchialen Herde enthalten neben Lymphozyten zahlreiche vielkernige Riesenzellen mit Einschlußkörperchen. Nicht alle Patienten mit Riesenzellpneumonien hatten Masern. In neuer Zeit gelang es aber, das Virus auch in solchen Fällen nachzuweisen (139). Die Riesenzellpneumonie hat an Bedeutung gewonnen, weil sie als Komplikation bei Kindern mit zytostatisch behandelten Leukämien auftreten kann, wenn diese einer Maserninfektion ausgesetzt sind. Sie äußert sich in starker Dyspnoe, Zyanose, Fieber und klingenden Rasselgeräuschen. Im Röntgenbild findet sich eine diffuse fein- bis grobretikuläre Verstärkung der Lungenzeichnung.

Pertussispneumonie

Die Verhältnisse liegen hier ähnlich wie bei den Masern: Schon bei unkompliziertem Verlauf finden sich Entzündungserscheinungen in der ganzen Bronchialschleimhaut, dazu peribronchiale monozytäre Infiltrate, die sich bis in die Alveolarsepten erstrecken. Das Bronchialsekret ist besonders dickflüssig, so daß Atelektasen und emphysematöse Bezirke häufig sind. Die „Pertussislunge" zeigt sich im Röntgenbild als basale dreieckförmige streifige Verdichtung.

Interstitielle Pneumonien, die über diesen Befund hinausgehen, können durch den Keuchhustenerreger allein hervorgerufen werden. Meist liegt aber eine bakterielle Superinfektion vor. Sie offenbart sich klinisch in erhöhter Temperatur, Husten zwischen den Anfällen, Dyspnoe und neutrophiler Leukozytose. Das Röntgenbild zeigt meistens eine diffuse fleckige Zeichnung. Größere Fleckschatten können sowohl auf Atelektasen wie auf Infiltrationen beruhen. Segmentatelektasen kommen eher beim größeren Kind vor. Mediastinalemphysem und Pneumothorax sind selten.

Die Pertussispneumonie ist eine ernste Komplikation, vor allem beim Säugling, wo sie neben den zerebralen Erkrankungen die Hauptursache für die immer noch vorkommenden Todesfälle ist. Die Peribronchitis kann zu Deformationen der Bronchien führen; die Pertussis gilt als eine wichtige Ursache für Bronchiektasen (s. S. 23).

Grippepneumonie

Es gibt eine primäre, durch das Grippevirus bedingte Pneumonie, die in ihrer gutartigen Form klinisch neben den katarrhalischen Symptomen kaum in Erscheinung tritt. Röntgenologisch zeigt sie die üblichen Merkmale der Viruspneumonie. Daneben gibt es aber auch eine schwere Form mit starker Dyspnoe, Schockzustand und hämorrhagischem Sputum (126). Sie soll besonders häufig bei Kindern unter 5 Jahren sein.

Die meisten Grippepneumonien beruhen aber auf einer bakteriellen Superinfektion, heute meist durch Staphylokokken. Die Streptokokken, die früher eine verhängnisvolle Rolle gespielt haben (Epidemie 1917/18), treten zurück.

Varizellenpneumonie (154)

Bakterielle Pneumonien können bei Varizellen wie bei anderen Viruserkrankungen als zweiter Akt nach Abklingen der Grundkrankheit auftreten und bieten nichts Besonderes. Die spezifische Pneumonie hingegen, deren Virusnatur anatomisch durch Einschlußkörperchen erwiesen ist, tritt auf der Höhe des Exanthems auf (1–6 Tage nach Beginn). Sie ist beim Kind sehr selten, beim Erwachsenen aber etwas häufiger, so daß sich die einschlägigen Mitteilungen ganz vorwiegend in der internistischen Literatur finden. Unter den erkrankten Kindern finden sich solche, die

wegen Tumoren u. a. Zytostatika oder Kortikosteroide bekommen hatten. Die Pneumonie
kommt hauptsächlich bei schweren Fällen von
Varizellen mit hohem Fieber und ausgedehn-
tem Exanthem vor. Die Allgemeinsymptome
(Dyspnoe, Thoraxschmerzen, Husten) weisen
auf eine Lungenerkrankung hin, die physikalischen Zeichen dagegen sind spärlich: einige
Rasselgeräusche, bei schwereren Fällen
Dämpfung und abgeschwächtes Atemgeräusch.
Im Gegensatz dazu ist der Röntgenbefund
eindrucksvoll und charakteristisch: weiche
rundliche Fleckschatten verschiedener Größe
über alle Lappen zerstreut. Der Verlauf ist
meist gutartig, für den Erwachsenen wird
aber eine Letalität von 10% angegeben. Eine
kausale Therapie gibt es nicht.

Q-Fieberpneumonie

Pneumonien sind beim Q-Fieber nicht obli-
gat, aber sehr häufig, Infektionsquellen sind
Schafe, Ziegen und Rinder. Der Erreger,
Rickettsia burneti, wird in Kot, Urin und Milch
ausgeschieden. Neben der Inhalation von
rickettsienhaltigem Staub kommt auch unge-
kochte Milch als Infektionsträger in Frage.
Die Krankheit beginnt mit Fieber, das meistens sehr hoch ist. Charakteristisch ist ein oft
sehr heftiger Stirnkopfschmerz. Eine fühlbare
Milz (143) kann dazu beitragen, die Krankheit von einer gewöhnlichen „Grippe" abzugrenzen. Husten und Thoraxschmerzen können auf eine Lungenerkrankung hinweisen.
Der Auskultationsbefund ist sehr geringfügig; manchmal fehlen auch alle klinischen
Symptome einer pulmonalen Erkrankung.
Erst das Röntgenbild deckt sie auf: es zeigt
die gleichen Veränderungen wie bei Viruspneumonien, doch kommen auch größere Infiltrate vor. Die Hilusvergrößerung fehlt
meist. Die Diagnose wird serologisch gestellt.
Eine positive Komplementbindungsreaktion
ist gegen Ende der 2. Krankheitswoche zu erwarten.
Die Therapie der Wahl sind Tetrazykline,
auf welche die Krankheit gut anspricht.

Nichtinfektiöse Pneumonien

Aspirationspneumonie

Aspirationspneumonien spielen eine wichtige
Rolle beim Neugeborenen (s. S. 125). Später
kommen sie bei Schluckstörungen, z. B. infolge
einer Gaumenspalte, bei ösophagotrachealer
Fistel und nach Tonsillektomien vor. Nach
anderen chirurgischen Eingriffen dürfte sie
bei der heutigen Narkosetechnik selten sein.
Über Fremdkörperaspiration s. S. 20. Besonderer Besprechung bedarf die Aspiration von
Kohlenwasserstoffen und Lipoiden.

Petroleumpneumonie (142, 149)

Sie ist nicht so selten in Gegenden, wo das
Petroleum noch im Haushalt oder als Heil-
mittel verwendet wird. Entweder gelangt es
nach Resorption durch Ausscheidung in die
Lungen oder, wohl häufiger, durch Aspiration
beim Schlucken, beim Erbrechen oder bei
Magenspülungen. Fieber, Husten, Dyspnoe
treten frühzeitig auf, dazu allgemein toxische
Symptome wie Somnolenz und Kollaps. Der
Petrolgeruch der Atemluft führt auf die Diagnose. Im Röntgenbild finden sich bronchopneumonische Herde verschiedener Größe und
Ausdehnung, gewöhnlich vorwiegend in den
Unterlappen. Das Krankheitsbild, so alarmierend es zuerst ist, dauert nur kurze Zeit und
hat im allgemeinen eine gute Prognose.

Lipoidpneumonie

Immer wiederkehrende Aspiration von ölhal-
tigem Material führt zu chronischer inter-
stitieller Pneumonie. Bedroht sind vor allem
junge und geschwächte Säuglinge. Ursachen
sind die Verwendung von ölhaltigen Nasentropfen, Schluckschwierigkeiten, wie z. B. bei
Gaumenspalte, ungeschickte Fütterungstech-
nik, forciertes Eingeben von Lebertran. Letz-
terer ist besonders gefährlich, weil animale
Fette stärker pathogen sind als vegetabile.
Die Krankheit äußert sich zunächst mit Husten, manchmal Dyspnoe, bei schwereren Fäl-

len mit Zyanose. Bronchopneumonien infolge Superinfektion können auf die Spur einer Lungenerkrankung führen. Das Röntgenbild ist ziemlich typisch: vom Hilus ausgehende streifige Verschattung, manchmal verstärkt im rechten Unterfeld. Die Prognose kann recht ernst sein, wenn viel Material aspiriert wird oder wenn die Säuglinge zuvor schon geschwächt sind.

Prophylaxe: Ölhaltige Nasentropfen sind bei Säuglingen strikte zu vermeiden, ebenso die Verfütterung von Lebertran.

Rheumatische Pneumonie
(140, 160)

Es gibt im Verlauf des Rheumatismus verus Pneumonien besonderer Art. Sie sind aber oft schwierig zu erkennen, weil die Symptomatik ganz von den Folgen der in diesen Fällen meist schweren Herzkrankheit überlagert wird. Pathologisch-anatomisch fanden SCOTT u. Mitarb. (160) bei 62% der an Rheumatismus verstorbenen Kinder irgendwelche pathologisch-anatomische Veränderungen in den Lungen, meist allerdings bloß geringfügige, nur ausnahmsweise ausgedehntere. Als für den Rheumatismus typisch gilt ein fibrinöses dickes Exsudat in den Alveolen mit Monozyten, daneben hyaline Membranen und fokale Fibrosen. Ähnliche Veränderungen kommen aber auch bei Viruspneumonien vor. An Allgemeinsymptomen werden Fieber, Tachypnoe und Tachykardie beschrieben, Symptome, die ja alle auch die rheumatische Herzkrankheit begleiten. Der physikalische Befund ist verhältnismäßig geringfügig; vor allem finden sich klingende Rasselgeräusche, die ihre Lokalisation wechseln. Das Röntgenbild zeigt Verschattungen verschiedener Form und Lokalisation, die ebenfalls wandern können. Differentialdiagnostisch ist vor allem die Stauungslunge abzugrenzen, ferner Atelektasen. Diese kommen besonders im linken Unterlappen vor als Folge der Kompression durch ein vergrößertes Herz. Außerdem ist zu bedenken, daß sich in einer gestauten Lunge

bei einem schwerkranken Kind auch gewöhnliche bakterielle oder virale Pneumonien entwickeln können.

Eosinophiles Lungeninfiltrat
(Synonyma: Löffler-Syndrom, eosinophile Pneumopathie)

1932 beschrieb LÖFFLER eine Gruppe von Patienten mit klinisch kaum in Erscheinung tretenden Lungeninfiltraten von kurzer Dauer verbunden mit einer erheblichen Bluteosinophilie. Man hat auch von einer „Urtikaria der Lungen" gesprochen. Die Allgemeinsymptome sind geringfügig, etwas Müdigkeit, kleine Temperaturerhöhungen, etwas Husten, über den Lungen kein pathologischer Auskultationsbefund oder höchstens einige Rasselgeräusche. Die Infiltrate dauern einige Tage oder höchstens Wochen und wechseln oft ihren Sitz. Sie sind meist wenig dicht, haben verschiedene Form und Größe, sind also röntgenologisch uncharakteristisch (Abb. 62).

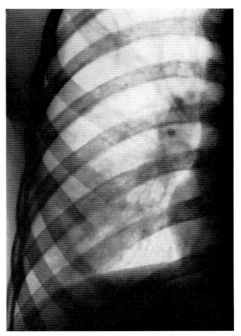

Abb. 62 Eosinophiles Lungeninfiltrat im rechten Unterlappen. 5jähriges Kind, hochgradige Wurminfektion. 30% Eosinophile

Viele von ihnen wurden bei Routineschirm-
bilduntersuchungen oder -durchleuchtungen
gefunden. Die Bluteosinophilie tritt manchmal erst in etwas späteren Stadien auf. Die
Krankheit ist gutartig und heilt in kurzer
Zeit ab.

Ätiologisch wurde sie in Zusammenhang mit
einer Askarideninfektion gebracht. Die Infiltrate würden dann zu der Zeit auftreten,
wenn die Larven die Luftwege passieren. Eine
solche Wurminfektion läßt sich aber lange
nicht in allen Fällen nachweisen. In Frage
kommen neben den Askariden noch andere
Parasiten, so Toxocara canis (der aber beim
Menschen im Darm nicht nachweisbar ist) und
andere.

In der oben beschriebenen Form ist das eosinophile Infiltrat gut charakterisiert und typisch. Leider sind nun aber eine Anzahl anderer Pneumopathien auch mit dem Namen
Löffler-Syndrom belegt worden, so z. B. Lungeninfiltrate bei Asthmatikern, die tropische
Eosinophilie, die viel stärkere Allgemeinsymptome macht, und die Lungeninfiltrate bei
Polyarteriitis nodosa, die schwerkranke Patienten betrifft. Allergische Reaktionen auf
Medikamente (z. B. Sulfonamide, PAS, Nitrofurantoin) können zu Bildern führen, die dem
Löfflerschen Syndrom stark gleichen, aber
manchmal mit stärkeren Allgemeinreaktionen
verbunden sind (s. unten).

Differentialdiagnostisch kommen bland verlaufende Pneumonien anderer Genese in
Frage, die aber die typischen Blutveränderun-
gen nicht aufweisen. Bei Erwachsenen sind die
eosinophilen Infiltrate immer wieder fälsch-
licherweise als Lungentuberkulose angesprochen worden, mit der sie die Symptome gemeinsam haben.

Eine Therapie ist bei den typischen eosinophilen Infiltraten nicht nötig, da sie innerhalb
kurzer Zeit von selbst abheilen.

Nitrofurantoinüberempfindlichkeit

Eine Reihe von Medikamenten, darunter
z. B. die Sulfonamide, können Lungenveränderungen vom Typus des Löfflerschen

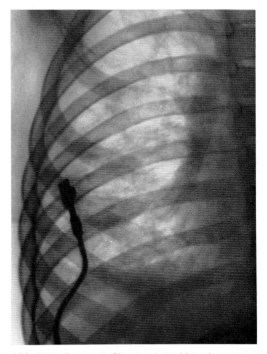

Abb. 63   Lungeninfiltrate bei Nitrofurantoin-
überempfindlichkeit. Subakuter Verlauf bei 8jäh-
rigem Mädchen; seit dem 3. Lebensjahr rezidivierende Pyurie, vom Herbst 1968 bis Oktober 1970
Furadantin 5 mg/kg/Tag. Im September 1970
Tachypnoe, Husten und Fieber, am 11. 10. Pneumonie festgestellt; Antibiotika wirkungslos, Zunahme des Befundes. Am 1. 11. 1970 in schwer-
krankem Zustand ins Kinderspital Zürich eingewiesen, oberflächliche, schnelle Atmung, Akro-
zyanose. Rasche Besserung des Bildes unter
1,5 mg/kg/Tag Prednison. Lungenfunktionsprüfung: Vitalkapazität auf die Hälfte reduziert,
Compliance herabgesetzt, Tiffeneau-Testwert etwas
vermindert

Syndroms hervorrufen (Lungeninfiltrat mit
Eosinophilie [134]). Eine besondere Rolle
spielt in der neueren Literatur das Nitrofurantoin (Furadantin), weil es nicht nur
flüchtige, sondern zum Teil auch schwere Erkrankungen hervorrufen kann (130, 152). Es
gibt akute Formen (161), die unter Umständen schon wenige Stunden nach Einnahme des
Medikamentes auftreten mit Fieber, Husten
und Dyspnoe. Bei Absetzen des Medikamen-

tes verschwinden die Symptome nach kurzer Zeit, manchmal schon nach einem Tag. Bei Wiederaufnahme der Medikation treten sie erneut auf. Die Röntgenbilder zeigen pneumonische Infiltrate meist in den Unterlappen, gelegentlich begleitet von Pleuraergüssen. Meistens besteht eine ausgesprochene Eosinophilie. Daneben aber gibt es subakute bis chronische Formen (158), die nach jahrelangem Gebrauch des Medikamentes auftreten. Die Patienten werden dyspnoisch, haben kein Fieber, aber meist Husten. Die Lungenfunktionsprüfungen zeigen die typischen restriktiven Veränderungen mit verminderter Diffusionskapazität. In mehreren Lungenbiopsien fand sich eine interstitielle Pneumonie, bei längerem Bestand verbunden mit Fibrose. Absetzen des Medikamentes und Kortikosteroidtherapie führen meist zu einer raschen Besserung. Zum überwiegenden Teil werden Erwachsene betroffen. Es ist uns aus der Literatur nur ein Fall bei einem Kind bekannt (130), bei dem die Biopsie eine Verdickung der Alveolarwände, zahlreiche Entzündungsherde im Interstitium und eine Epithelisation der Alveolen zeigte. Die Krankheitserscheinungen bildeten sich unter der erwähnten Therapie weitgehend zurück. Außerdem verfügen wir über den in Abb. 63 dargestellten eigenen Fall.

Lungenabszeß

Pathogenese. Die Lungenabszesse kommen heute beim Kind wesentlich seltener vor als früher, hauptsächlich dank der antibiotischen Behandlung der Pneumonien, aber auch dank der Verbesserung der Narkosetechnik und des vermehrten Gebrauches des Bronchoskops. Sie können entstehen:
– bronchogen durch Aspiration von infektiösem Material (z. B. bei Tonsillektomien, Zahnextraktionen u. a.) oder von Fremdkörpern,
– bei einschmelzenden Pneumonien,
– metastatisch bei septischen Prozessen, z. B. Osteomyelitis.

Bei den *bronchogenen Abszessen* entsteht durch Blockierung eines Bronchialastes eine infizierte Atelektase, die einschmilzt. Abszesse bei schweren Bronchiektasen und bei der Pankreasfibrose gehören wohl auch hierher. Die Erreger können der typischen Mundflora entsprechen; es können aber auch Anaerobier sein, die zu putridem Sputum führen. Der Verlauf ist meist akut mit hohem Fieber, Husten und gelegentlich Hämoptoen. Sputum tritt erst auf, wenn eine Verbindung zum Bronchialbaum besteht. Es kommen aber auch subakute Verläufe vor, etwa nach Fremdkörperaspiration, mit erhöhten Temperaturen, Husten und schlechtem Allgemeinbefinden. Ausschlaggebend ist der Röntgenbefund: zuerst dichte Infiltrate, segmental oder rund; nach Aushusten zeigt sich dann die typische Höhle mit Spiegel. – Peripher gelegene Abszesse können in die Pleurahöhle durchbrechen und ein Empyem verursachen.

Von den *einschmelzenden Pneumonien* sollen hier die multiplen Abszesse bei der Staphylokokkenpneumonie außer Betracht bleiben (s. S. 72). Solitärabszesse können auch durch Staphylokokken verursacht sein, ferner durch Pneumokokken, Streptokokken und gelegentlich durch den Haemophilus influenzae. Der Abszeß kündigt sich dadurch an, daß die Temperatur nicht – wie zu erwarten – abfällt oder nach Entfieberung wieder ansteigt und das Infiltrat bestehen bleibt. Nach mehr oder weniger langer Zeit zeigt sich dann das typische Röntgenbild.

Die *hämatogen entstandenen Abszesse* gehen gewöhnlich im schweren Krankheitsbild der toxischen Allgemeinerkrankung unter und werden erst durch die Röntgenkontrolle erfaßt. Sie können solitär oder multipel auftreten.

Diagnose. Für die Diagnose ist das Röntgenbild maßgebend, wenn es eine Höhle mit Spiegel zeigt. Differentialdiagnostisch kommt vor allem die infizierte Zyste in Frage, die aber praktisch dasselbe ist wie ein Lungenabszeß, ferner die sog. Pseudokaverne (s. S. 54) und die Pneumopathia bullosa (s. S. 74). Für die bakteriologische Diagnose ist die Bronchoskopie wertvoll, die auch durch das Absaugen des Eiters eine günstige therapeutische Wirkung hat.

Therapie. Voran steht die Behandlung mit hochdosierten Breitspektrumantibiotika, wenn möglich nach Resistenzprüfung. In den meisten Fällen führt sie zum Ziel. Ist das nicht der Fall, so kommt die chirurgische Eröffnung in Frage. Der Wert einer Saugdrainage nach Punktion ist umstritten.

Tuberkulose
(172, 175, 179)

Die intrathorakale Tuberkulose erscheint unter folgenden Formen:
– unkomplizierter Primärkomplex,
– lokale Komplikationen der Hiluslymphknotentuberkulose,
– hämatogene Streuung,
– isolierte chronische Lungentuberkulose.

Die letztgenannte Form ist beim Kind sehr selten und soll hier nicht behandelt werden. Es verbleiben also jene Formen der Tuberkulose, die in engem zeitlichen Zusammenhang mit der Primärinfektion stehen.

Primärinfektion

Häufigkeit. Über die Häufigkeit der tuberkulösen Primärinfektionen beim Kind läßt sich nichts allgemein Gültiges sagen, da sie von Land zu Land, von Gegend zu Gegend sehr stark wechselt. Allgemein ist ein erheblicher Rückgang festzustellen, d. h. die tuberkulöse Infektion findet heute häufiger im Erwachsenenalter statt als beim Kind. Aus Deutschland, Norwegen, Holland und der Schweiz werden für die mittsechziger Jahre Durchseuchungsquoten bei den Schulanfängern zwischen 0,2% und 4,4% gemeldet, aus verschiedenen afrikanischen Ländern zwischen 5% und 25% (173). Ein instruktives Beispiel für den starken Rückgang im Verlauf der letzten zwei Jahrzehnte bringt HAEFLIGER (173) für die genau untersuchte

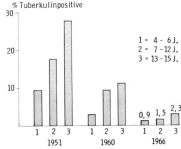

Abb. 64 Rückgang der Tuberkulosedurchseuchung im Kanton Zürich (nach HAEFLIGER)

Bevölkerung eines Teiles des Kantons Zürich (Abb. 64). Es liegen da aber besonders günstige Verhältnisse vor: gemischt ländliche und halbstädtische Bevölkerung und sehr aktive Tuberkulosebekämpfung.

Diagnostik: Die *Tuberkulinproben* sind das wichtigste Hilfsmittel für die Diagnose einer Tuberkulose. Es gibt zwar ganz vereinzelte Fälle aktiver Tuberkulose mit negativen Tuberkulinproben. Im allgemeinen aber schließen solche eine Tuberkulose aus. Besonders wichtig ist der Nachweis des Umschlags der Tuberkulinprobe von negativ zu positiv. Das ist heute dort möglich, wo im Kindergarten- und Schulalter die Kinder regelmäßig getestet werden. Sonst werden zwei Tuberkulinproben in relativ kurzen Zeitabständen nur unter besonderen Umständen ausgeführt. Zur Technik: Als erster Test läßt sich beim Kind sehr gut die Morosche Salbenprobe oder ein Patchtest verwenden. Sie sind beim Klein-kind recht zuverlässig, mit zunehmendem Alter aber immer weniger. Um eine Tuber-kulose ausschließen zu können, muß man spä-testens vom Schulalter an einen negativen In-trakutantest mit 10 Tuberkulineinheiten (TE) verlangen. Neuerdings hat sich der Tine-Test auch bei uns eingeführt: Ein Plättchen mit 4 tuberkulinbeschickten Dornen wird in die Haut eingedrückt. Bei positivem Ausfall erscheinen Knötchen an den Stichstellen. Der Test ist zuverlässiger als die Salbenproben und entspricht etwa einem Mantoux mit 5 TE. Da es sich um Wegwerfmaterial handelt, ist der Preis verhältnismäßig hoch. Bei BCG-geimpften Kindern ist der Ausfall der Tuber-kulinreaktion nicht mehr sicher zu verwenden. Im allgemeinen führt die BCG-Impfung nur zu einer schwachen Tuberkulinempfindlich-keit. In fraglichen Fällen spricht eine stark positive Reaktion auf eine Perkutanprobe oder auf 1 TE i. c. für eine Primärinfektion trotz BCG-Impfung. Der sichere Nachweis ist aber meist nicht zu erbringen.

Neben der Tuberkulinreaktion spielt der *Nachweis von Tuberkelbakterien* eine wich-tige Rolle. Da das Kind kein Sputum heraus-gibt, kommt nur die Untersuchung von Magenspülwasser in Frage. Bei dieser Tech-nik ist es wichtig, das Material möglichst rasch zu untersuchen, da beim Stehenlassen eine größere Zahl von Tuberkelbakterien zu-grunde geht. Der Bakteriennachweis mit dem Kulturverfahren gelingt nicht nur bei der iso-lierten chronischen Lungentuberkulose, son-dern oft auch bei anscheinend unkomplizierten frischen Primärkomplexen. Neuerdings ist neben der Untersuchung von Mageninhalt auch die Lungenpunktion zur Material-gewinnung empfohlen worden. – Die Be-deutung des Röntgenbildes wird oft über-schätzt. Es gibt vereinzelte Bilder, die so typisch sind, daß man aus ihnen allein min-destens die Verdachtsdiagnose einer tuber-kulösen Primärinfektion stellen kann. Die allermeisten Bilder sind aber nicht eindeutig und können nur im Zusammenhang mit Vor-geschichte und klinischem Befund verwertet werden. Insbesondere werden sog. Hilusver-größerungen viel zu oft diagnostiziert.

Allgemeinsymptome der Primärinfektion: Die allermeisten Primoinfektionen verlaufen klinisch völlig stumm und stören das Wohl-befinden der Kinder in keiner Weise. Bei anderen ist der Allgemeinzustand etwas be-einträchtigt (Müdigkeit, Appetitmangel), ge-legentlich kommt es zur Gewichtsabnahme. Die Körpertemperatur ist in der Regel nor-mal. Subfebrile Temperaturen sind selten, vieldeutig und lassen sich nicht für die Dia-gnose einer Tuberkulose verwenden. In weni-gen Fällen kommt es zu einem sog. Initial-fieber, das manchmal nur wenige Tage dauert, in anderen, allerdings seltenen Fällen mehrere Wochen („tuberkulöses Typhoid"). Eine andere Begleiterscheinung ist das *Ery-thema nodosum*. Seine Häufigkeit ist nach Regionen sehr verschieden. Sie dürfte im all-gemeinen nicht über einige wenige Prozent hinausgehen. Als es noch mehr Kindertuber-kulosen gab, war die Mehrzahl der Fälle von Erythema nodosum durch diese bedingt. Heute ist das eher die Ausnahme, und die Streptokokken treten als ätiologischer Faktor stärker in den Vordergrund. Nach einer Zu-sammenstellung von SCHWEIER (177) aus ver-schiedenen europäischen Ländern ist der An-teil der Fälle mit tuberkulöser Ätiologie von 75–90% in den vierziger Jahren auf 12–25% in den sechziger Jahren abgesunken. Immer noch muß aber beim Vorliegen eines Ery-thema nodosum sorgfältig nach Tuberkulose gefahndet werden. Gelegentlich erscheint das Erythema nodosum schon in der präaller-gischen Phase, wenn die Tuberkulinprobe noch negativ ist. Die Kinder müssen also später nochmals getestet werden.

Röntgenbild des Primärkomplexes: Ver-schiedene größere pathologisch-anatomische Untersuchungsserien haben zu ungefähr glei-chen Ergebnissen in bezug auf die Lokali-sation des Primärherdes geführt: rechter Oberlappen 30%, linker Oberlappen 25%, rechter Unterlappen 20%, linker Unterlappen

16%, Mittellappen 8% (172). Etwa die Hälfte der Primärherde liegt also in den Oberlappen. Der Lymphabfluß geht von diesen in die tracheobronchialen und paratrachealen Lymphknoten, während Mittel- und Unterlappen zu den tracheobronchialen und Bifurkationslymphknoten drainieren. Es bestehen Querverbindungen zwischen beiden Seiten, und es ist gut möglich, daß von einem einseitigen Primärherd aus Lymphknoten beider Seiten befallen werden. Das gilt besonders für den Sitz des Primärherdes in der linken Lunge (175).

Der tuberkulöse Primärkomplex ist zwar im Sektionspräparat sehr eindrucksvoll und typisch. Im Röntgenbild ist dem aber nicht so. Nach einer Zusammenstellung von GÖRGENYI-GÖTTCHE (172), die auch unseren persönlichen Erfahrungen entspricht, sieht man bei etwa 20% der Fälle von nachgewiesenen Primärtuberkulosen überhaupt nichts Pathologisches. Der Primärherd ist nur bei einigen wenigen Prozent zu erkennen. Er erscheint nicht immer rundlich, wie man nach dem anatomischen Präparat erwarten würde, sondern öfters unregelmäßig geformt. Manchmal manifestiert er sich erst im Stadium der Verkalkung, und auch die retrospektive Durchmusterung früherer Bilder läßt dann nichts oder höchstens ein unscheinbares Fleckchen erkennen.

Die Diagnose der Hiluslymphknotenvergrößerung wird dadurch erschwert, daß ein guter Teil der Lymphknoten durch den Mediastinalschatten verdeckt ist (Abb. 65). Gut zur Darstellung kommen die rechtsseitigen bronchopulmonalen, tracheobronchialen und paratrachealen Lymphknoten; links stellen sich nur bei starker Vergrößerung einzelne bronchopulmonale und paratracheale dar. Gar nicht zur Darstellung gelangen die sehr wichtigen Bifurkationslymphknoten. Man unterscheidet die tumoröse Form und die sog. vermehrte Hiluszeichnung. Charakteristisch für die tumoröse Form sind die dichten Schatten mit bogenförmiger Begrenzung.

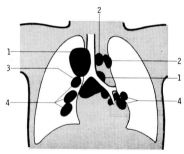

Abb. 65 Lage der mediastinalen Lymphknoten (nach ENGEL). Nur die rechts der Trachea und im rechten Hilusgebiet liegenden Lymphknoten treten bei Vergrößerung im Röntgenbild deutlich hervor

1 paratracheale und tracheobronchiale Lymphknoten
2 Lymphknoten der Aorta und des Ductus Botalli
3 Bifurkationslymphknoten
4 Hiläre Lymphknoten

Man sieht sie, wie erwähnt, hauptsächlich auf der rechten Seite. Große paratracheale Pakete kommen fast nur beim Säugling vor. Sie sind manchmal lateral nicht bogig, sondern gerade begrenzt (Schornsteinform), wohl wegen Mitbeteiligung der mediastinalen Pleura. Bei der Durchleuchtung kann ein geübter Untersucher in verschiedenen Schrägdurchmessern u. U. noch vergrößerte Lymphknoten erkennen, die in der sagittalen Ansicht verdeckt sind. Seitliche Bilder geben wenig zusätzliche Auskunft. Viel ergiebiger sind Tomogramme, die oft noch vergrößerte Lymphknoten erkennen lassen, die sonst der Beobachtung entgehen oder nicht sicher diagnostiziert werden können. Sie lassen auch allfällige Deformationen der Trachea und der großen Bronchien durch die Lymphknoten erkennen. – Die sog. vermehrte Hiluszeichnung ist ein sehr vieldeutiges Symptom, kommen doch derartige Veränderungen bei einer ganzen Reihe unspezifischer Erkrankungen ebenso vor wie bei der Tuberkulose. Außerdem weist die Form der Hilusschatten große individuelle Unterschiede auf. Aus einer verstärkten Hiluszeichnung allein darf also niemals auf eine tuberkulöse Erkrankung geschlossen werden. Wichtiger als die direkten

Röntgenveränderungen sind die indirekten, nämlich Pleuraergüsse, die sog. Epituberkulose und Zeichen der Bronchusstenose.

Komplikationen des Primärkomplexes

Pleuritis exsudativa tuberculosa

Sie entsteht aller Wahrscheinlichkeit nach durch Fortleitung des tuberkulösen Prozesses von den Hiluslymphknoten oder dem Primärherd aus. Sie tritt fast immer auf der Seite des Primärkomplexes auf und manifestiert sich in der Regel 3–6 Monate nach der Primärinfektion, also etwa zur selben Zeit wie andere lokale Komplikationen der Hiluslymphknotentuberkulose (s. unten). Sie ist beim ganz jungen Kind selten, wird gegen Ende des Kindergartenalters häufiger und ist vornehmlich eine Erkrankung des Schulkindes. Symptomatologie und Verlauf sind im Kapitel über die Pleuritiden besprochen (s. S. 133).

Epituberkulose

Das Übergreifen des tuberkulösen Prozesses von den Lymphknoten auf den Bronchialbaum ist, wie wir heute wissen, ein verhältnismäßig häufiges Ereignis, das meist zwischen dem 4. und 6. Monat nach der Primärinfektion auftritt. Die an den verschiedensten Orten durchgeführten tomographischen, bronchographischen und vor allem bronchoskopischen Untersuchungen haben ein ziemlich abgerundetes Bild ergeben (179).

Durch das Bronchoskop gesehen kann sich die Bronchusbeteiligung als Kompression von außen, als Schwellung und Infiltration der Schleimhaut, besonders deutlich an den Spornen der Verzweigungsstellen, und als Perforation mit Entleerung käsiger Massen, Fistelbildung und manchmal Granulationspfröpfen darstellen (Abb. 66). Klinisch gesehen verlaufen die meisten Bronchuserkrankungen stumm. Durchbrüche mit Entleerung käsigen Materials können aber begleitet sein von Fieberschüben und Hustenattacken. Bakterien im Sputum ohne entsprechende Röntgenveränderungen weisen auf eine Fistel hin. Besonders bei kleinen Kindern, gelegentlich auch später, kann es zu ausgesprochenen Stenosesymptomen kommen mit Keuchen, Einziehungen am Thorax, bitonalem Husten und zum Obstruktivemphysem mit Mediastinalwandern (Abb. 47, S. 66). Radiologisch gesehen kann die Fistelbildung zu lokalisierten fleckigen Infiltraten führen, die aber eher selten sind. Die für das Kindesalter typischen Folgeerscheinungen der Bronchuserkrankun-

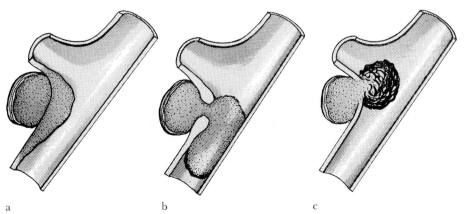

a   b   c

Abb. 66   Formen der Bronchialwanderkrankung durch tuberkulöse Lymphknoten: a) Schleimhautschwellung, b) Durchbruch käsiger Massen, c) Granulationspfropf

gen sind die von ELIASBERG u. NEULAND 1920 als Epituberkulosen beschriebenen großen Verschattungen. Später sind andere Namen vorgeschlagen worden, wie Sekundärinfiltrierung und Obstruktivinfiltrat, die sich aber nicht recht haben durchsetzen können, so daß man am besten bei der nicht eben glücklichen, aber altehrwürdigen Bezeichnung Epituberkulose bleibt.

Die Verschattungen sind dicht, homogen und betreffen Segmente oder Lappen. Die Verteilung der Epituberkulose auf die verschiedenen Lappen ist in den letzten Jahren mehrfach untersucht worden. Wir geben hier unsere eigenen Befunde wieder, die sich mit anderen Angaben weitgehend decken (Tab. 1).

Tabelle 1   Lokalisation der Epituberkulose

	Linke Lunge	Rechte Lunge
Oberlappen	23%	21%
Mittellappen bzw. Lingula	36%	13%
Unterlappen	7%	4%
(Basalsegmente)	(6%)	(2%)

Von den einzelnen Segmenten sind am häufigsten das pektorale Oberlappensegment und das laterale Mittellappensegment betroffen.

Gelegentlich kommt es bei einer Ventilstenose zum Obstruktivemphysem eines Lappens, das von einer Atelektase gefolgt sein kann (178). Bei den meisten Epituberkulosen lassen sich bronchoskopisch pathologische Veränderungen am Bronchialbaum erkennen. Sie sind nicht einheitlich; es können alle drei oben erwähnten Typen gefunden werden. Die Statistiken von JEUNE u. Mitarb. (174) und BENTLEY (168) weisen von insgesamt 123 Fällen bei 4% normale Befunde, bei 30% Kompression von außen und bei den restlichen 66% Schleimhautinfiltrationen oder Fisteln aus.

Das Vorliegen einer Fistel verändert das radiologische Bild meist nicht (174). Die Epi-

tuberkulose steht also im Zusammenhang mit der Bronchialwanderkrankung als solcher und ist nicht ausschließlich Folge eines Durchbruchs mit Fistelbildung.

Über das anatomische Substrat der Epituberkulose war lange Zeit nicht viel bekannt. SCHWARTZ hat dann 1949 ein größeres Material vorgelegt und neben Verkäsung die von ihm als „Radiergummiinfiltrate" benannten Desquamativpneumonien beschrieben (176). BRÜGGER hat ebenfalls 1949 über die Autopsiebefunde von 15 Patienten berichtet (170) und hebt hervor, daß dem einheitlichen Röntgenschatten im anatomischen Präparat ein buntes fleckiges Bild entspreche. Es finden sich Partien mit unspezifisch-entzündlichen Veränderungen, solche mit tuberkulösem Granulationsgewebe, Verkäsungen (die später verkalken können), atelektatische Bezirke und bei schon älteren Prozessen ausgedehnte Fibrosen. Eine Zeitlang war es üblich, bei segmentären und lobären Verschattungen von „Atelektase" zu sprechen. Dies ist nicht richtig. Schon das Röntgenbild zeigt, daß in den allermeisten Fällen die verschatteten Bezirke in ihrem Volumen nicht verkleinert sind. Es gibt ab und zu einmal einen eigentlichen Kollaps, doch ist das die Ausnahme. Auch im anatomischen Präparat beherrschen Atelektasen nur selten das Bild. Die Resektionspräparate haben die Befunde der Autopsien vollauf bestätigt. Es ist vor allem eindrucksvoll, in den exzidierten Lappen, die radiologisch das Bild der Epituberkulose geboten hatten, immer tuberkulöses Gewebe und häufig Verkäsung zu finden. Nach dem radiologischen Bild ist es nicht möglich, irgend etwas darüber auszusagen, ob mehr produktive oder mehr käsige Veränderungen vorhanden sind.

Die Weiterentwicklung der Epituberkulose ist nicht einheitlich (Abb. 67). Es ist ja schon lange bekannt und auch bereits von den ersten Beschreibern hervorgehoben worden, daß die Epituberkulose verhältnismäßig gutartig ist und nur selten Einschmelzung und Kavernisierung zeigt. Das ist in Anbetracht der häufigen Verkäsung recht erstaunlich. In den mei-

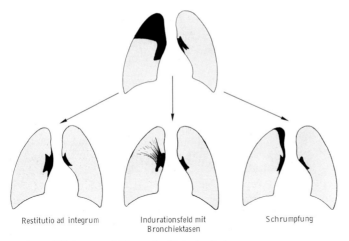

Restitutio ad integrum   Indurationsfeld mit   Schrumpfung
                          Bronchiektasen

Abb. 67   Weiterentwicklung der Epituberkulose

sten Fällen verschwinden die Infiltrate lang- sam unter Hinterlassung eines sog. Indura- tionsfeldes. In einer Minderzahl kommt es nicht mehr zur Wiederbelüftung, das Infiltrat schrumpft, und es resultiert ein stark verklei- nerter fibrotischer Bezirk (Abb. 68). Sehr häufig finden sich im Bereich ehemaliger Epi- tuberkulosen später Bronchiektasen. Sie treten aber klinisch meistens nicht in Erscheinung, sondern bleiben stumm. Nur die systematische bronchographische Kontrolle, wie sie an ver- schiedenen Orten durchgeführt worden ist, hat sie aufgedeckt. Gelegentlich können sie Beschwerden machen und auch zur Resektion Anlaß geben. Die relative Harmlosigkeit dieser Bronchialerweiterungen hat zwei Gründe: erstens treten sie in einem sonst gesunden Bronchialbaum auf und nicht, wie die banalen Bronchiektasen, in einem chro- nisch entzündeten, zweitens liegen sie nur ausnahmsweise in den schlecht drainierten untersten Partien.
Im Hinblick auf die Resektionsbehandlung haben wir uns besonders für die Spätprognose der Epituberkulose interessiert. Man mußte sich überlegen, ob nicht die ja häufigen Käse- herde nach einer Latenzperiode Ausgangs- punkt einer Phthise sein können. Merkwürdi- gerweise ist dies nur ausnahmsweise der Fall.

Im Krankengut der Kinderheilstätte Pro Ju- ventute Davos (68 Fälle bei einer Beob- achtungsdauer von 9–23 Jahren, im Mittel 17 Jahre) fanden sich nur 2 Phthisen, d. h. rund 3% (169). Zum gleichen Resultat sind auch andere Autoren gekommen. Zieht man zum Vergleich die Primärinfektionen ohne Epi- tuberkulose heran, so ergeben sich ungefähr dieselben Zahlen.
In seltenen Fällen kann der Eiter aus einge- schmolzenen Lymphknoten seinen Weg ins Mediastinum und von dort in die Supraklavi- kulargruben suchen, wo er als kalter Abszeß erscheint (171) (Abb. 69).
Therapie: Dringend behandlungsbedürftig sind Kinder mit ausgesprochenen Stenose- erscheinungen. In diesen Fällen ist die thera- peutische Bronchoskopie indiziert. Oft, wenn auch nicht immer, gelingt es, das Hindernis in Form von durchgebrochenen Käsemassen oder eines Granulationspfropfes aufzufinden und zu beseitigen. Damit ist wenigstens eine momen- tane Erleichterung erreicht, wenn auch mit weiteren Schüben zu rechnen ist. Die medika- mentöse Behandlung der Obstruktivinfiltrate wie überhaupt der Bronchiallymphknotentu- berkulose ist im allgemeinen eher enttäu- schend, gleich wie bei der Halslymphknoten- tuberkulose. Man kann immer wieder Infil-

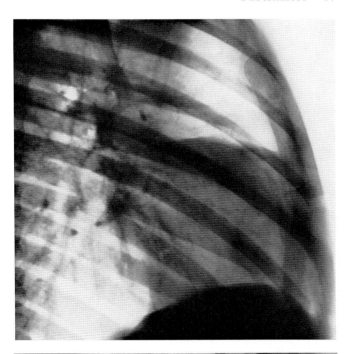

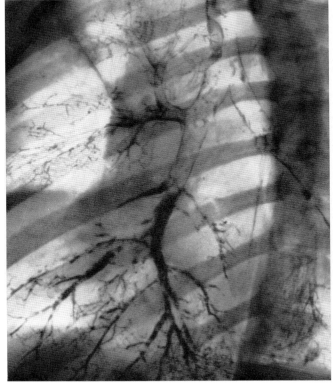

Abb. 68 Epituberkulose des Mittellappens. Im Mai 1949 tuberkulöse Primärinfektion im Alter von
6 Jahren. Knollig verdickter rechter
Hilus. Im Juni 1949 perihiläre
Verschattung, im Januar 1950
Verschattung des Mittellappens,
die in der Folge stark wechselte.
Im Oktober 1951 Hochalpine Kinderheilstätte Pro Juventute: a) typisches Mittellappeninfiltrat, b) im
Bronchogramm Mittellappenbron-
chus nur etwa 2 cm weit füllbar.
In der Folge wiederholt Fieberschübe und reduzierter Allgemeinzustand. Im April 1953 Lobekto-
mie: stark geschrumpfter Mittellappen, verschwarteter rechter Hilus. Histologisch atelektatisch in-
duriertes Lungengewebe, zum Teil
fibröse Bezirke mit Epitheloidzell-
tuberkel, zum Teil Käseherde mit
fibröser Kapsel. Mittellappen-
bronchus durch fibrilläres Bindegewebe obliteriert (Hochalpine
Kinderheilstätte Pro Juventute,
Davos)

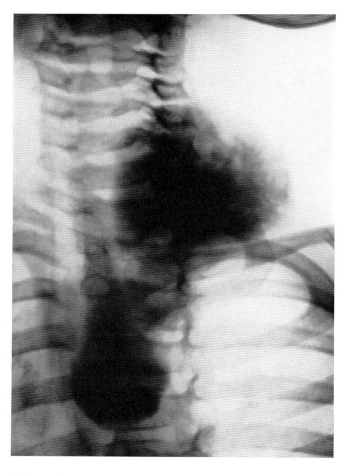

Abb. 69 a

Abb. 69 Tuberkulöser Mediastinalabszeß (Kontrastfüllung). Patient mit 2 Jahren tuberkulinpositiv.
Mit 6 Jahren aus voller Gesundheit pralle, pflaumengroße, indolente Schwellung supraklavikulär links.
Bei Hospitalisation gleiche, etwas kleinere Schwellung auch rechts. Röntgenbild: Verkalkter Primärherd über rechtem Zwerchfell, verbreitertes oberes Mediastinum. Punktion: Dünnflüssiger Eiter mit
Tuberkelbakterien. Nach Entleerung ist auch die rechtsseitige Schwellung verschwunden. Kontrastfüllung: Abszeßhöhle, die bis in die Gegend des oberen Hiluspols reicht. – Keine Veränderungen an
der Wirbelsäule

trate unter einer laufenden antituberkulösen
Therapie entstehen sehen, und die Rückbildung geht etwa gleich langsam vor sich wie
früher. Die Kortikosteroide haben sich als
besonders wertvoll bei den Fällen mit starken
Stenosesymptomen erwiesen. Wohl infolge
Abschwellung der Schleimhaut kann es zu
dramatischen Besserungen kommen. Epituberkulosen bilden sich in etwa der Hälfte der

Fälle rascher zurück als gewöhnlich, besonders
wenn sie frisch sind.
In den fünfziger Jahren wurde, hauptsächlich
von englischer Seite, die chirurgische Behandlung propagiert: Auskratzung des erkrankten
Lymphknotens, Verschluß allfälliger Defekte
und Entfernung erkrankter Lappen. Diese
heroische Therapie hat nicht überall Anklang
gefunden; heute hört man kaum noch davon.

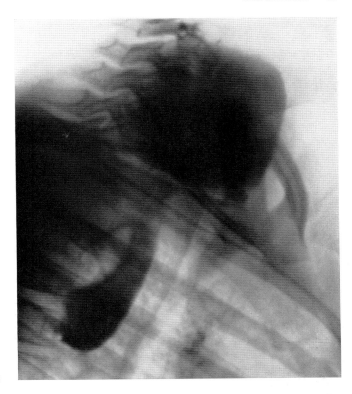

Abb. 69 b

Die Absicht, spätere Phthisen zu verhüten, geht, wie dies die oben erwähnten Ergebnisse langfristiger Nachkontrollen gezeigt haben, am Ziel vorbei. Man kann sich wohl in der operativen Tätigkeit auf die Folgezustände endobronchialer Prozesse beschränken: immer wiederkehrende Fieberschübe, Husten, Auswurf oder dauernde Bakterienausscheidung. Diese Fälle sind aber selten.

Allgemeinbehandlung der Primärtuberkulose

Die allermeisten Kinder mit frischen Primärinfektionen können ein normales Leben führen. Bei reduziertem Allgemeinzustand ist eine vorübergehende Ruhigstellung angezeigt. Längere Sanatoriums- oder Präventoriumskuren sind nur noch bei schlechten sozialen Verhältnissen erforderlich.

Das Hauptgewicht liegt heute auf der Chemotherapie. Seit Mitte der fünfziger Jahre ist man an verschiedenen Orten dazu übergegangen, auch unkomplizierte Primärinfektionen chemotherapeutisch zu behandeln. Dafür ist zum Teil der Name Chemoprophylaxe verwendet worden. Eine solche ist aber nur dann möglich, wenn ein noch tuberkulinnegatives Kind zu einem bekannten Zeitpunkt der Infektion ausgesetzt ist. Das sind vor allem Neugeborene tuberkulöser Mütter. Sonst spricht man besser von Chemotherapie der unkomplizierten Primärtuberkulose. Sie hat allerdings auch einen prophylaktischen Aspekt: sie soll Komplikationen, besonders die hämatogene Streuung und die spätere Phthise verhüten, während sie ja, wie oben beschrieben, auf den Verlauf der lokalen Komplikationen keinen nennenswerten Einfluß hat. In großen Untersuchungsserien (180) hat es sich in der

Tat erwiesen, daß die Prognose mit Chemotherapie besser ist als ohne. Wir halten uns an folgende Richtlinien: Die Chemotherapie hat nur einen Sinn, wenn sie im ersten Jahr nach der Infektion beginnt. Die Medikation ist indiziert bei allen tuberkulinpositiven Kindern in den ersten drei Lebensjahren und bei den über Dreijährigen dann, wenn entweder ein frischer Umschlag der Tuberkulinreaktion festgestellt wird oder wenn das Röntgenbild Zeichen einer frischen Primärinfektion erkennen läßt. Sie ist dringlich bei Kleinkindern und im Pubertäts- und Adoleszentenalter (z. B. auch bei Rekruten); im Schulalter, wo postprimäre Komplikationen selten sind, kann man sie als fakultativ bezeichnen. Die Dauer der Chemotherapie beträgt 6–12 Monate. Das Medikament der Wahl ist das Isoniazid in einer täglichen Dosis von 5–10 mg/kg. Für präventive Zwecke – und nur für diese – kann auf die Kombination mit einem anderen Tuberkulostatikum verzichtet werden.

Miliartuberkulose

Hämatogene Streuformen in der Lunge manifestieren sich entweder als Miliartuberkulose oder als sog. diskrete Streuungen. Die Miliartuberkulose ist eine frühe Manifestation. Sie zeigt sich in der Regel, wie die Meningitis, im 3.–4. Monat nach Manifestwerden der Primärinfektion. Die alte Einteilung in typhöse, pulmonale und meningeale Formen ist nicht mehr gebräuchlich; sie zeigt aber, daß die Hauptsymptome Fieber und evtl. Dyspnoe sind und daß die Miliartuberkulose häufig begleitet oder gefolgt wird von einer Meningitis tuberculosa. Das Fieber ist entweder unregelmäßig oder hat die Form einer Kontinua. Dazu kommen Schwäche, Appetitlosigkeit, manchmal auch Benommenheit. Die Milz ist vergrößert, das Blutbild zeigt manchmal eine Leukopenie mit Linksverschiebung, ist aber sehr variabel. Die Krankheit erscheint also unter dem Bild des längerdauernden Fiebers ohne wesentlichen klinischen Befund. In selteneren Fällen treten pulmonale Symptome

stärker in den Vordergrund, vor allem beschleunigte Atmung und Dyspnoe (Granulie suffocante). Die Diagnose wird durch das *Röntgenbild* gestellt, das allerdings erst 1–2 Wochen nach Fieberbeginn pathologische Veränderungen zeigt: eine gleichmäßige, ganz feinfleckige Aussaat in beiden Lungen, deren Korngröße etwas variieren kann. In den allerersten Stadien sieht man lediglich eine uncharakteristische Retikulierung, und erst genaue Betrachtung läßt einzelne kleinste Knötchen erkennen, allerdings nur auf technisch einwandfreien Bildern. Dieses Stadium zu erkennen, ist besonders wichtig bei Patienten mit einer Meningitis, bei denen das zur Klärung der Diagnose wesentlich beitragen kann. Manchmal sieht man die Aussaat am besten in den hinteren Partien in seitlichen Aufnahmen. Daneben können die Veränderungen der Primärtuberkulose vorhanden sein. Eine miliare Aussaat bei einem kleinen Kind mit vergrößerten Paratracheallymphknoten ist nahezu beweisend für eine Miliartuberkulose. Diagnostische Hilfsmittel: Die Tuberkulinprobe ist in den meisten Fällen positiv, kann aber gerade bei der Miliartuberkulose manchmal negativ sein. Chorioideatuberkel sind gelegentlich zu sehen; die Angaben über deren Häufigkeit gehen allerdings außerordentlich weit auseinander, von 13–87% (175). Hauttuberkulide, die diagnostisch von hohem Wert sind, kommen nur ausnahmsweise vor. Neuerdings wird zur Diagnosestellung die Leberbiopsie herangezogen. Zeigt sie Tuberkel, so ist damit die miliare Aussaat erwiesen. Differentialdiagnostisch kommt vor allem die miliare Bronchopneumonie in Frage. Die Fleckschatten sind bei dieser ungleichmäßiger in Größe und Verteilung; entscheidend ist der Verlauf.

Therapie. Die antituberkulösen Medikamente sollen in hoher Dosis gegeben werden. Auf diese Weise läßt sich sehr rasch eine Besserung erzielen. Kortikosteroide sind nur dann notwendig, wenn eine Dyspnoe besteht, die so rasch behoben werden kann.

Subakute und chronische Formen. Diese waren schon immer viel seltener als die akuten und dürften heute nur noch ganz ausnahmsweise zur Beobachtung kommen. Die klinischen Symptome sind geringfügig: Blässe, Appetitlosigkeit, leicht erhöhte Temperaturen. Erst das Röntgenbild deckt die Erkrankung auf. Auch diese Fälle endeten früher meist mit einer Meningitis tuberculosa. Differentialdiagnostisch kommt vor allem die Sarkoidose in Betracht (s. S. 105).

Mykosen
(186, 190, 191)

Von den zahlreichen möglichen Pilzerkrankungen kommt für Europa nur eine beschränkte Zahl in Betracht, und bei Kindern wiederum sind sie seltener als bei Erwachsenen. Das mag damit zusammenhängen, daß kachektisierende Krankheiten (Karzinom!), die ja sehr oft die Wegbereiter der Pilzinfektion sind, beim Kind weniger häufig vorkommen. Eine Ausnahme macht die allergische Aspergillose, die bei Patienten mit Asthma und Pankreasfibrose eine nicht unbeträchtliche Rolle spielt und besonders im letzten Jahrzehnt studiert worden ist.

Die Diagnostik ist oft schwierig, weil es sich immer um fakultativ pathogene Organismen handelt. Die Kultur und Klassifizierung verlangt zudem Spezialkenntnisse.

Aktinomykose

Die Aktinomyzeten wurden lange Zeit als Pilze angesehen, gelten aber heute als Bakterien, deren Klassifizierung jedoch noch umstritten ist (6). Aus Gründen der Tradition handeln wir die Aktinomykose trotzdem hier ab und nicht bei den bakteriellen Pneumonien.

Der menschenpathogene Actinomyces israeli wächst anaerob. Er ist ein häufiger Saprophyt im Bereich der Mundhöhle. Man findet ihn in Tonsillarkrypten, in kariösen Zähnen und deren Umgebung, im Zahnstein und ferner in der beim Kind allerdings kaum vorkommenden Alveolarpyorrhö. Unter welchen Bedingungen er pathogen wird, ist nicht bekannt.

Ist die Krankheit einmal ausgebrochen, so heilt sie unbehandelt nicht aus. Sie ist beim Kind selten, zum Teil dank verbesserter Zahnhygiene.

Die pulmonale Form, die etwa ein Fünftel der Erkrankungen ausmacht, erscheint unter dem Bild der subakuten Pneumonie, des Lungenabszesses, des Pleuraempyems und des Brustwandabszesses. Der Beginn ist ganz uncharakteristisch: Gewichtsverlust, Nachtschweiße, Ermüdbarkeit. Symptome, die auf eine Lungenerkrankung hinweisen, fehlen fast ganz. Das Röntgenbild zeigt uncharakteristische pneumonische Infiltrate verschiedener Form. Bevorzugt sind die Unterlappen. Die Infiltrate bleiben über längere Zeit bestehen und bieten das Bild der „ungelösten Pneumonie". Die Diagnose kann gestellt werden, wenn es zur Abszedierung und Sputumemission kommt. Wenn man an die Aktinomykose denkt, kann man mit der Lupe im Sputum gelbliche oder weißliche 1–2 mm große Körner, sog. Drusen, sehen, deren Zentrum aus einem dichten, gramnegativen Fadengeflecht und deren Peripherie aus grampositiven, radiär angeordneten Kolben besteht.

Gewöhnlich wird die Diagnose erst gestellt, wenn der Krankheitsprozeß auf die Brustwand übergreift und zur Fistelbildung führt.

Therapie. Schon die Sulfonamide erwiesen sich als wirksam (Abb. 70). Heute ist das Penicillin das Medikament der Wahl, das über Monate in hohen Dosen gegeben zur Heilung führt.

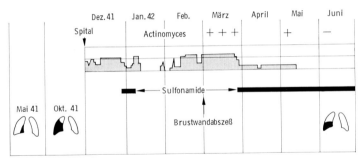

Abb. 70   Typischer langwieriger Verlauf einer Lungenaktinomykose (nach FANCONI). 11 jähriger Knabe. Im März 1941 heftige Schmerzen auf der Brust, subfebrile Temperaturen. Als Rheumatismus behandelt. Im Mai 1941 poliklinische Kontrolle. Im Röntgenbild etwas vergrößerter rechter Hilus, beschleunigte Senkung. Man vermutet eine Bronchialdrüsentuberkulose. Einweisung in eine Heilstätte, Ende Juli unter Verschlechterung des Allgemeinbefindens Entwicklung eines Pleuraexsudates. Am 2. Dezember 1941 Verlegung ins Kinderspital mit der Diagnose Pleuritis tuberculosa. Exsudat trüb, gelbgrün, dünnflüssig. Starke Rechtsskoliose, auffallend schlechter Allgemeinzustand. Am 23. Dezember Hämoptoe. Nie Tuberkelbakterien nachzuweisen. Wegen Zweifel an der Diagnose einer Tuberkulose Beginn einer Cibazolbehandlung, die wegen Exanthems abgebrochen wird. Am 8. Februar 1942 derbes Infiltrat über der Thoraxwirbelsäule. In mehrfachen Pleurapunktionen krümelige Eiterbröckel, in denen sich aktinomyzesverdächtige Sporen finden. Die Schwellung nimmt zu und wird gerötet, am 9. März 1942 Durchbruch eines Abszesses. Im Eiter typische Drusen. Nach Wiederaufnahme einer Sulfonamidbehandlung Entfieberung und Besserung des Allgemeinzustandes. Ausgang in Heilung

Nocardiose

Die den Actinomyceten sehr nahe verwandten aerob wachsenden Nocardien führen, obwohl ubiquitär vorkommend, nur selten zu Erkrankungen. Bis 1967 (190a) waren 17 Fälle bei Kindern bekannt, davon aber nur 8 intra vitam diagnostizierte. Es können viele Organe befallen sein, an erster Stelle stehen aber die Lungen. Das klinische Bild ist jenes der chronischen Lungenkrankheit. Die Diagnose ist nur durch den Erregernachweis möglich, der aber heute deswegen besonders schwierig ist, weil die Nocardien auf verschiedene Antibiotika mehr oder weniger ansprechen, die meisten Patienten anbehandelt sind und die Kulturen nicht mehr angehen. Für die Therapie wird vor allem die Kombination von Breitspektrumantibiotika mit Sulfonamiden empfohlen.

Soor

(Synonyma: Candidiasis, Moniliasis)

Soorerkrankungen der Bronchien und der Lungen treten fast nur bei geschädigten Abwehrkräften des Organismus auf oder bei Störungen des biologischen Gleichgewichtes durch Antibiotika. Man findet sie also bei Malignomen und Leukämien, bei Antikörpermangelkrankheit, immunosuppressiver Therapie, bei längerdauernder Behandlung mit Antibiotika, entweder in Kombination oder mit solchen von breitem Spektrum sowie bei Neugeborenen, insbesondere Frühgeborenen (186 a). Die Krankheit hat keine spezifischen Merkmale. Bei vorwiegendem Befall der Bronchien wird reichlich Sputum produziert. Bei Atopikern kann die Soorbronchitis asthmatischen Charakter haben. Soorpneumonien können mit oder ohne Fieber einhergehen, mit Dyspnoe und Husten. Fieberschübe bei bereits antibiotisch behandelten Patienten sollten an Pilzkrankheiten denken lassen. Röntgenologisch ist die Erkrankung ebenfalls uncharakteristisch. Zum Teil handelt es sich um kleinherdige Formen, zum Teil um größere Infiltrate. Die Diagnose kann nur durch den Pilznachweis gestellt werden. Das ist aber mit Schwierigkeiten verbunden, da dieser ubiquitär vorkommt, besonders häufig aber in der

Mundhöhle. Beweiskraft haben positive Blutkulturen, ferner der Nachweis in eitrigen Sputumbestandteilen und in Lungenpunktaten. Serologische Reaktionen und Hauttests sind ganz unsicher.

Therapie. Nystatin per inhalationem kann bei bronchialer Moniliasis eine gewisse Wirkung haben. Besteht aber eine Soorpneumonie, so ist nur Amphotericin B wirksam.

Kryptokokkose
(190)
(Synonym: Torulose)

Der Erreger der Kryptokokkose, Cryptococcus neoformans, kommt ubiquitär im Erdboden und besonders im Vogelmist vor. Eintrittspforte ist wahrscheinlich der Respirationstrakt. Charakteristisch für die Krankheit ist der gleichzeitige Befall der Lungen und des Zentralnervensystems.

Die Lungenkryptokokkose verläuft ganz uncharakteristisch und fast symptomlos. Zu Beginn bestehen lediglich katarrhalische Erscheinungen, später kommt es zu Pneumonien, meist in den unteren Lungenabschnitten mit röntgenologisch uncharakteristischen flauen, manchmal aber auch dichten Schatten. Die Kryptokokkose muß man in Betracht ziehen, wenn neben unklaren Lungenbefunden eine subakute bis chronische Meningitis oder Meningoenzephalitis besteht. Sie kann einer tuberkulösen Meningitis sehr ähnlich sehen, aber auch an einen Hirntumor oder eine Enzephalitis denken lassen. Ein intensiver Kontakt mit Tauben kann einen Hinweis geben.

Wenn man an die Krankheit denkt, ist die Diagnose durch den Erregernachweis möglich. Es sind aber spezielle Färbe- und Kulturmethoden erforderlich. Serologische Tests stehen keine zur Verfügung.

Prognose. Die unkomplizierte Lungenkryptokokkose kann gutartig verlaufen. Gelegentlich werden dichte Infiltrate wegen Tumorverdacht exstirpiert und dann die Diagnose

gestellt. Die Prognose der unbehandelten Kryptokokkose des Zentralnervensystems ist sehr schlecht. Wirksam ist Amphotericin B.

Aspergillose
(182)

Die Aspergillen sind weit verbreitet, höchst unbeliebt im bakteriologischen Laboratorium als Verunreiniger und häufige Saprophyten. Als gelegentlich pathogene Spezies kommt hauptsächlich der Aspergillus fumigatus in Frage.

Für die Diagnostik der Aspergillose und auch für die Einteilung der verschiedenen Formen der Erkrankung spielen Hauttests und serologische Methoden heute eine wichtige Rolle (184). Die Kutanproben mit Aspergillusextrakt können eine Sofort- oder eine Spätreaktion geben oder auch beides. Der Nachweis von Präzipitinen im Serum zeigt meist eine aktive Erkrankung an; normalerweise kommen sie nicht vor. Nicht alle Aspergillosen geben jedoch eine positive Serumreaktion.

Es gibt im wesentlichen drei sehr verschiedene Formen der bronchopulmonalen Aspergillose: das Aspergillom, die invasive Aspergillose und die allergische Aspergillose.

Beim *Aspergillom* handelt es sich um die Besiedelung vorbestehender Höhlen (Bronchiektasen, Kavernen), was zu einem charakteristischen röntgenologischen Bild führt: dichter Rundschatten mit Luftsichel am oberen Rand (Abb. 71). Klinisch können sie stumm bleiben oder zu rezidivierenden Hämoptysen Anlaß geben. Diese Krankheit ist beim Kind seltener als beim Erwachsenen. Für die Diagnose fraglicher Fälle ist die Präzipitinreaktion wichtig, da sie fast immer positiv ausfällt. Die Therapie besteht in der Exstirpation.

Die *invasive Aspergillose* mit Bildung von Lungeninfiltraten, evtl. mit Generalisierung, kommt bei geschädigtem Organismus vor

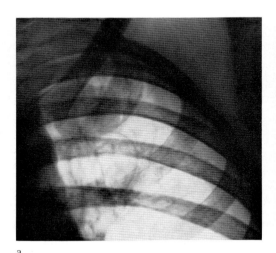
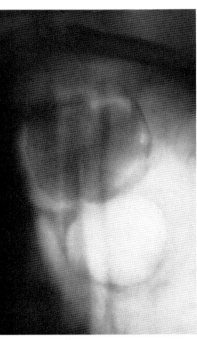

a   b

Abb. 71   Aspergillom. 10jähriger Knabe, mit 4 Jahren schwere Pneumonie, sonst sehr gesund. Anläßlich eines febrilen Infektes Hämoptoe, deswegen Röntgenkontrolle und wegen Verdacht auf kaver-
nöse Lungentbc. in die Hochalpine Kinderheilstätte Pro Juventute, Davos, eingewiesen. Infraklavikulär
links einige feuchte Rasselgeräusche, Tuberkulinproben negativ. a) Dichter Rundschatten in der linken
Spitze, darunter Ringschatten. b) Tomogramm: Typischer Rundschatten mit Luftsichel und Drainage-
bronchus. Darunter Zyste, in der in einem anderen Schnitt ein kleiner Knollen zu sehen ist. – In der
Folge völlig beschwerdefrei (Hochalpine Kinderheilstätte Pro Juventute, Davos)

(Leukämien u. a.). Gelegentlich kann sie allerdings auch beim vorher Gesunden aus unbekannter Ursache auftreten (192).

Die größte Rolle spielt beim Kind die *allergische Aspergillose* (185, 188). Zumeist tritt
sie bei Asthmatikern auf in Form von febrilen
Asthmaanfällen mit hoher Blut- und Sputum-
eosinophilie und häufig mit Lungeninfiltraten,
die wandern können (Abb. 72). Die Hauttests
geben eine Sofort- und häufig auch eine Spätreaktion. Der Asthmaanfall, die Bluteosinophilie und die Hauttests weisen auf ein
atopisches Geschehen hin mit hautsensibilisie-
renden (IgE-)Antikörpern. Die Genese der
Lungeninfiltrate ist noch umstritten. Präzipi-

tine sind nur in einem Teil der Fälle nachweisbar. Die Infiltrate können dauernde
Bronchusdeformationen hinterlassen.

Bei der zystischen Pankreasfibrose lassen sich
in etwa einem Drittel der Fälle Präzipitine
im Serum nachweisen (181, 187, 189). Bei
etwa 3% kommen auch die typischen Symptome der allergischen Aspergillose mit
Lungeninfiltraten vor.

Eine befriedigende antimykotische Behandlung der Aspergillose gibt es zur Zeit nicht.
Die allergischen Reaktionen können erfolgreich mit Kortikosteroiden behandelt werden,
die durchzuführen wegen der möglichen
Bronchusschädigung wichtig ist.

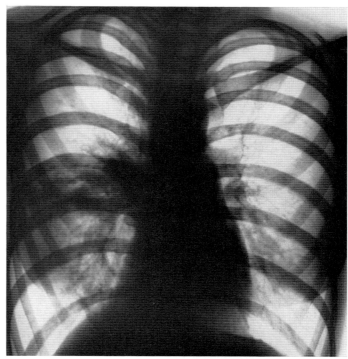

Abb. 72   Allergische Aspergillose. 12jährige Asthmatikerin. Seit November 1967 mehrfach Lungeninfiltrate, Eintrittsbild in der Hochalpinen Kinderheilstätte Pro Juventute, Davos: Typischer Asthma-
thorax mit beidseitiger Lungenblähung, im rechten Mittelfeld ein aus konfluierenden Fleckschatten
bestehendes Infiltrat. In der Folge bis Juli 1968 noch verschiedene andere Infiltrate. Im Sputum Aspergillus fumigatus. Serumpräzipitine auf diesen Pilz stark positiv; im Blut hochgradige Eosinophilie von
25⁰/₀ (absolut 1700/mm³), im Sputum 90⁰/₀ Eosinophilie. Allmählicher Rückgang der Eosinophilie zusammen mit dem Verschwinden der Infiltrate

Diffuse Lungenkrankheiten unbekannter Ätiologie

Sarkoidose

(210, 214, 219)

(Synonyme: Morbus Boeck; Besnier-Boeck-
Schaumannsche Krankheit, Granulomatosis
benigna, epitheloidzellige Granulomatose und
noch andere)

Zur Nomenklatur: Die Sarkoidose wurde
zuerst von HUTCHINSON 1875 beschrieben.
Wichtige Beiträge stammen von den drei
Autoren, nach denen die Krankheit oft
benannt wird: BESNIER 1889 (Lupus pernio), BOECK 1899 (multiples benignes Sarkoid),

SCHAUMANN 1911 (Synthese verschiedener
Manifestationen). Das heute bekannte Bild
entstand aber erst, als systematische Röntgenuntersuchungen möglich waren. Wir verwenden hier die Bezeichnung Sarkoidose, die
den Vorteil der Kürze hat.

Die Sarkoidose ist eine generalisierte Granulomatose, die Lymphknoten, Haut, Augen,
Milz, Leber und Phalangen befällt. Das pathologisch-anatomische Grundelement ist ein
epitheloidzelliges Knötchen, gelegentlich mit
vereinzelten Riesenzellen, aber ohne Nekro-
se. Es gleicht weitgehend dem Bild, wie man
es bei der rein produktiven Tuberkulose findet.

Vorkommen. Die Sarkoidose gilt im Kindesalter als relativ selten. Aus Krankenhäusern werden Zahlen zwischen 0,1% und 0,2% genannt. SILTZBACH u. GREENBERG (220) fanden unter 1050 Patienten, die zu einer Sarkoidose-Spezialsprechstunde erschienen, nur 18 Patienten unter 15 Jahren, davon waren 5 zwischen 9 und 12 Jahre, der Rest zwischen 13 und 15 Jahre alt. Nach LÖFFLER u. BEHRENS (214) sind in der Literatur 7 Fälle von Sarkoidose bei Kindern in den ersten zwei Lebensjahren beschrieben. Mir scheint, daß die Sarkoidose aber nicht so selten ist, wie es nach den meisten Publikationen den Anschein hat. Ich selber habe im Verlauf von 14 Jahren in der Hochgebirgskinderheilstätte Pro Juventute in Davos 33 Fälle gesehen. Neue japanische Untersuchungen von NIITU (zit. nach 220) belegen das, was man schon längere Zeit vermutet hat, daß nämlich die Zahl der inapparenten und nur durch Röntgenreihenuntersuchungen erfaßbaren Fälle ziemlich groß ist.

Ein guter Teil der kindlichen Sarkoidosen entgeht wahrscheinlich der Diagnose oder zum mindesten der klinischen Beobachtung. NIITU fand bei den jährlichen Schirmbilduntersuchungen der Schulkinder ziemlich stark variierende Zahlen von 5–18 Fällen auf 100 000 Untersuchte. Der Durchschnitt bei den Erwachsenen betrug 5,6. In allen bis jetzt publizierten Statistiken sind offenbar die schwereren Fälle stärker vertreten, als es dem Durchschnitt entspricht. Besonders häufig kommen die Fälle mit Augenerkrankung zur Beobachtung und zur Hospitalisation. Bei den 33 eigenen Fällen führten folgende Gründe zur Röntgenuntersuchung der Lunge und damit zur Diagnose:

Augenerkrankung	7mal
Erythema nodosum	2mal
Stridor, Husten je	1mal
Unspezifische Symptome wie Müdigkeit, Gewichtsabnahme	14mal
Routineuntersuchungen	8mal

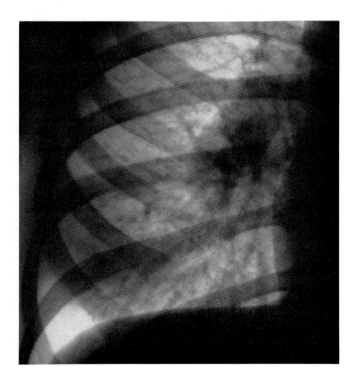

Abb. 73 a

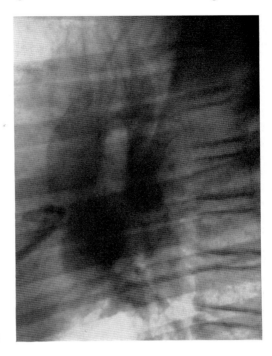

Abb. 73 b

Abb. 73 Sarkoidose. 14 jähriges Mädchen. a) Knollig vergrößerte Hiluslymphknoten rechts, zufällig entdeckt. Verstärkte, streifig-retikuläre Zeichnung im rechten Unterfeld. b) Seitliche Aufnahme läßt die knollig vergrößerten Lymphknoten deutlicher erkennen. c) Nach einmonatiger Prednisonbehandlung: Veränderungen im Lungenparenchym verschwunden, Lymphknoten unverändert

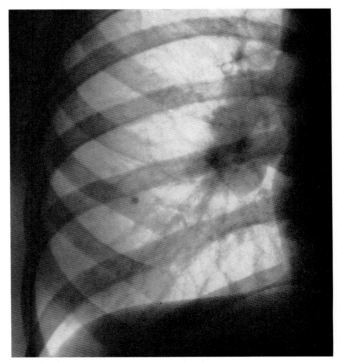

Abb. 73 c

Ätiologie. Das ausgedehnte Schrifttum befaßt sich gründlich mit der Frage, ob die Sarkoidose eine Sonderform der Tuberkulose sei. Während in der deutschen Literatur diese Frage offengelassen oder bejaht wird, stellt das Unterkomitee für Sarkoidose des amerikanischen National Research Council kurz und bündig fest: die Sarkoidose ist eine Systemerkrankung unbekannter Ätiologie und Pathogenese, und im bekannten amerikanischen Lehrbuch der Kinderheilkunde von Nelson figuriert die Sarkoidose unter der Gruppe der unklassifizierbaren Krankheiten. Wir haben hier über die Kontroverse nicht weiter zu berichten. Es sei nur erwähnt, daß zugunsten der tuberkulösen Ätiologie folgendes angeführt wurde: 1. die auffallende Tatsache, daß die Tuberkulinprobe meistens negativ ist (s. unten), 2. die seltenen Fälle, bei denen sich aus einer Sarkoidose eine Tuberkulose entwickelt hat und 3. die pathologisch-anatomische Ähnlichkeit der Sarkoidoseknötchen mit produktiv-miliaren tuberkulösen Knötchen. Für praktisch-klinische Belange ist es zweifellos besser, die Sarkoidose als eine Krankheit sui generis zu betrachten, als sie wegen sehr unsicherer Beziehungen mit der Tuberkulose zusammen abzuhandeln.

Im folgenden haben wir uns vornehmlich mit der pulmonalen Manifestation der Sarkoidose zu beschäftigen und die extrathorakalen Manifestationen nur insoweit zu berücksichtigen, als sie für die Diagnose von Bedeutung sind.

Klinisches Bild. Ein guter Teil der Fälle, die röntgenologisch Lungenveränderungen aufweisen, zeigen gar keine klinischen Symptome und werden zufällig bei interkurrenten Erkrankungen oder bei Reihenuntersuchungen gefunden. Gelegentlich werden Müdigkeit, Gewichtsverlust oder leicht erhöhte Temperatur angegeben, doch ist es fraglich, ob diese Symptome etwas mit der Erkrankung zu tun haben. Viel wahrscheinlicher sind sie auf interkurrente Infekte zurückzuführen, die ja bei der langen Dauer der Sarkoidose zu erwarten sind. Der physikalische Lungenbefund ist normal.

Ein Erythema nodosum kommt vor, wenn auch eher selten (bei uns 2mal unter 33 Fällen), und läßt dann natürlich in erster Linie an eine Tuberkulose denken. Die typischen Hautveränderungen (Lupus pernio) sind beim Kind sehr selten. Häufiger, nach Krankenhausstatistiken in einem Viertel bis einem Drittel der Fälle, sind Augenerkrankungen im Sinne der Iridozyklitis oder Uveitis. Seltener ist eine Mitbeteiligung der Parotis (Febris uveo-parotidea Heerfordt, bei uns 2mal). Ein häufiges, auch diagnostisch verwertbares Symptom ist die Anschwellung der peripheren Lymphknoten, besonders der supraklavikulären und der kubitalen. Sie dürfte in etwa der Hälfte der Fälle vorkommen. Gelegentlich ist die Milz fühlbar.

Röntgenbefund. Die Krankheit beginnt an den Hiluslymphknoten. Diese zeigen eine knollige Verdickung, gewöhnlich beidseits. Im Gegensatz zur Tuberkulose sind die Grenzen immer scharf. Die tracheobronchialen und vor allem die paratrachealen Lymphknoten sind weniger beteiligt. Von den Hili aus kann sich die Krankheit in die Lungenfelder ausbreiten. Diese zeigen zwei Typen von Veränderungen: 1. die knötchenförmige und 2. die verstärkte Retikulierung (Abb. 73). Die Knötchen sind etwa so groß wie bei einer Miliartuberkulose, aber etwas weniger rundlich. Sie finden sich vor allem in den Mittelfeldern, während die Spitzen und die Unterfelder weniger befallen sind (Schmetterlingsform). Bei ausgesprochenen Fällen ist das Bild mit den großen Knollen am Hilus und der dichten Aussaat in den Lungen recht typisch und läßt mindestens die Vermutungsdiagnose stellen (Abb. 74). In anderen Fällen sind die Veränderungen der Lungen weniger in die Augen springend und müssen gesucht werden.

Skelett: Die typischen Veränderungen bilden sich an den Phalangen der Finger und Zehen. Es sind einzelne oder multiple zystische Aufhellungen (Ostitis multiplex cystoides Jüngling). In manchen Statistiken werden diese Veränderungen als relativ häufig angegeben, mit bis zu 30%. Das deckt sich nicht mit unse-

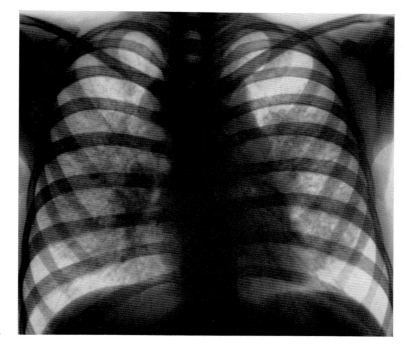

a

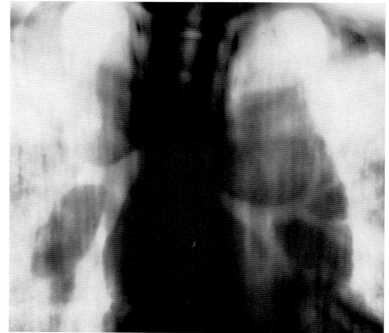

b

Abb. 74 Sarkoidose, 15jähriges Mädchen. a) Sehr große Hilus- und paratracheale Lymphknoten. Dichte miliare Aussaat in den Mittelfeldern. Schwere Iridozyklitis. b) Tomogramm (Hochalpine Kinderheilstätte Pro Juventute, Davos)

ren Erfahrungen und mit denjenigen der Autoren, die in größerer Zahl auch leichte, durch Zufall entdeckte Fälle in ihrem Material einschließen. Lind gibt 1% an, was den wirklichen Verhältnissen näherkommen dürfte (213).

Tuberkulinempfindlichkeit. Eine negative Tuberkulinprobe gehört sozusagen zur Definition der Sarkoidose. Immerhin kommt eine gewisse Anzahl positiver Reaktionen vor. Ihr Anteil wird sehr verschieden angegeben und hängt wohl davon ab, mit welcher Sicherheit eine Tuberkulose jeweils ausgeschlossen worden ist. In einer Studie von Siltzbach u. Greenberg (220) über 18 bioptisch gesicherte kindliche Fälle waren nur 2 positiv, und zwar erst mit 250 TE. Von unseren 33 Fällen, die wir als gesichert ansehen, reagierten 3 auf 100 TE positiv. – Eine BCG-Impfung im Verlauf der Krankheit kann den Umschlag von negativ zu positiv bewirken (201).

Laborbefunde. Das weiße Blutbild ist wenig verändert. Die Leukozytenzahl ist normal oder erniedrigt, meist besteht eine Lymphopenie, manchmal sind die Eosinophilen etwas vermehrt. – Die Senkungsgeschwindigkeit ist meist normal, kann aber auch über längere Zeit etwas erhöht sein.

Bei etwa einem Viertel der Fälle ist eine Erhöhung des Serumkalziumspiegels anzutreffen, dessen Genese nicht geklärt ist (201, 220, 224).

Diagnose. Für eine Sarkoidose sprechen: im Röntgenbild große, scharf begrenzte Hilus- und Paratracheallymphknoten („Kartoffelhilus") zusammen mit retikulärer Zeichnung oder miliarer Aussaat; im klinischen Bild ungestörter Allgemeinzustand, vergrößerte zervikale und besonders supraklavikuläre Lymphknoten, die Kombination der Hiluslymphadenopathie mit einer Iridozyklitis und in seltenen Fällen mit einer Ostitis cystoides multiplex, ferner eine negative Tuberkulinprobe. Ein wichtiges Hilfsmittel ist die Biopsie, entweder eines palpablen supraklavikulären Lymphknotens oder des präskalenischen Fettkörpers (Danielssche Operation s. S. 7).

Es ist aber dem Pathologen nicht immer möglich, zwischen einer Sarkoidose und einer produktiven Tuberkulose zu unterscheiden.

Eine Zeitlang spielte der *Kveim-Test* eine gewisse Rolle. Er besteht darin, daß man einen Extrakt aus sarkoidösen Lymphknoten intrakutan injiziert. Bei Vorliegen einer Sarkoidose bildet sich im Verlauf von Wochen und Monaten ein Knötchen, das histologisch die Merkmale der Grundkrankheit aufweist. Der Test ist aber unzuverlässig, wohl wegen Unterschieden im Antigen, und außerdem dauert er für praktische Zwecke viel zu lange.

Differentialdiagnose. In erster Linie ist die Sarkoidose von der Tuberkulose abzugrenzen. Lymphome von der Größe, wie sie bei der Sarkoidose beobachtet werden, sind bei der Tuberkulose selten, besonders bei den Altersklassen, die von der Sarkoidose befallen werden. Auch sind die Lymphknoten bei der Tuberkulose meist nicht so scharf abgegrenzt. Ausschlaggebend ist die Tuberkulinprobe. Fällt sie negativ aus, so spricht das für die Sarkoidose. Positive Proben sind nur dann mit einer Sarkoidose vereinbar, wenn sie erst mit höheren Tuberkulindosen (10–100 TE) erzielt werden. Eine stark positive perkutane Probe oder eine Reaktion schon mit 1 TE schließt eine Sarkoidose mit größter Wahrscheinlichkeit aus.

Lymphknotenschatten von den Dimensionen, wie sie bei der Sarkoidose angetroffen werden, kommen auch bei Malignomen vor (Morbus Hodgkin, Sarkom, sarkomatöse Leukämie). Fieber, Blutbefund, andere Organlokalisation, Biopsie lassen meist leicht eine Sarkoidose ausschließen. Auch bleiben die Sarkoidoseknoten längere Zeit stationär, während die Malignome wachsen.

Verlauf und Prognose. Die Veränderungen an den Hiluslymphknoten bilden sich langsam im Verlauf von Monaten und Jahren zurück. Das gleiche gilt in der Regel auch für die Lungenveränderungen, doch ist es immer möglich, daß neue Schübe mit weiterer Ausbreitung auftreten. Zuverlässige Angaben über langfristige Prognosen sind uns nicht bekannt. Die Patienten wechseln im Verlauf der Erkrankung meist ins Erwachsenenalter hinüber und entziehen sich der Beobachtung des Pädiaters. Vom Morbus Boeck des Erwachsenen wissen wir, daß es in einzelnen Fällen zu einer Lungenfibrose mit allen ihren Folgen kommt. Im großen ganzen ist die Heilungstendenz der Veränderungen im Bereich des Thorax beim Kind gut. Die Gesamtprognose wird wesentlich bestimmt durch die Erkrankung der Augen, die oft zu dauernder Beeinträchtigung der Sehkraft führt.

Therapie. Die einzigen Mittel, die einen Einfluß auf die Erkrankung haben, sind die Kortikosteroide. Durch sie bilden sich in der Regel die Veränderungen in den Lungen ziemlich rasch zurück (Abb. 73). Setzt man dann die Behandlung aus, so kommt es oft zu Rückfällen. Es ist deswegen angezeigt, auch nach röntgenologischer Klärung des Lungenbildes noch über viele Monate eine Erhaltungsdosis zu geben. Ein gebräuchliches Schema ist folgendes: je fünf Tage lang 30, dann 25, dann 20 mg Prednison, nachher Erhaltungsdosis von 5–10 mg während mehrerer Monate. Gewöhnlich wird diese Behandlung mit einer Isoniazidgabe von 100 mg/kg kombiniert, einerseits wegen diagnostischer Unsicherheiten, andererseits wegen der allerdings seltenen Fälle von Übergang einer Sarkoidose in eine Tuberkulose. Neuerdings ist auch das Chlorquim mit einer durchschnittlichen Tagesdosis von 250–500 mg für eine Langzeitbehandlung empfohlen worden (220).

Diffuse interstitielle Lungenfibrose
(208, 209, 222)
(Synonym: Hamman-Rich-Syndrom)

Die diffuse interstitielle Lungenfibrose, manchmal zusätzlich noch als „progressiv" oder „idiopathisch" bezeichnet, ist unter den subakuten bis chronischen Lungengerüsterkrankungen die diagnostisch schwierigste

und wichtigste. Sie wurde von HAMMAN u. RICH 1944 unter dem Namen „acute diffuse interstitial fibrosis of the lungs" beschrieben und trägt daher auch den Namen Hamman-Rich-Syndrom. In der Folge zeigte es sich, daß der relativ rasche Verlauf der Fälle von HAMMAN u. RICH eher die Ausnahme, eine langsam über viele Monate bis Jahre sich erstreckende und sozusagen immer tödliche Erkrankung die Regel ist.

Kinder erkranken viel seltener als Erwachsene. Das Verhältnis scheint etwa 1 : 10 zu sein. Zur Zeit sind aus der Literatur etwa 30 kindliche Fälle bekannt. Die größte Serie von 10 Fällen hat WEINGÄRTNER (222) veröffentlicht. Zweifellos ist aber die Dunkelziffer wegen der Schwierigkeit der Diagnose recht beträchtlich. Die Krankheit kommt im Verlauf der ganzen Kindheit vor; auch sehr junge Säuglinge können befallen sein.

Pathologische Anatomie. Makroskopisch haben die Lungen eine Gummi- oder fleischartige Konsistenz und eine gesprenkelte, teilweise höckrige Oberfläche. Histologisch sind die Alveolarsepten verdickt, ödematös verquollen und enthalten vermehrt kollagene Fasern. Das peribronchiale und perivaskuläre Bindegewebe ist stark vermehrt. Die Alveolarepithelien sind zu einem kubischen Epithel umgewandelt; vereinzelt werden hyaline Membranen beobachtet. Es kommt zu einer zunehmenden Veröldung der Alveolen.

Ätiologie. Über sie ist nichts bekannt. Öfters wird als Beginn eine akute Erkrankung (Pertussis, Pneumonie) angegeben. Es ist aber fraglich, ob diese nicht eher eine vorbestehende Erkrankung hat manifest werden lassen. DONOHUE u. Mitarb. (200) beschrieben eine Sippe mit 8 Erkrankungsfällen (davon 4 Kinder) bei unregelmäßig dominantem Erbgang. Die gleichen Autoren konnten aber bei anderen Fällen keine weiteren Erkrankungen in der Familie finden.

Klinisches Bild. Es wird beherrscht von der zunehmenden Lungeninsuffizienz: zuerst

Dyspnoe bei Anstrengung, dann auch in Ruhe, später Zyanose und Trommelschlegelfinger. Hartnäckiger Reizhusten, der sehr quälend sein kann, ist ein häufiges, wenn auch nicht regelmäßiges Symptom. Fieberschübe werden immer wieder angegeben. Es ist aber fraglich, ob sie der Krankheit als solcher zugehören oder interkurrenten Infektionen. Der Auskultationsbefund ist in vielen Fällen völlig normal, in anderen finden sich zerstreute Rasselgeräusche. Der Allgemeinzustand ist besonders beim Säugling reduziert. Hartnäckige Anorexie mit entsprechender Dystrophie kann in diesen Fällen ein Frühsymptom sein. In etwa 50% der Fälle entwickelt sich ein Cor pulmonale.

Röntgenbefund. Er ist recht verschiedenartig. Als typisch gelten verstärkte streifige Zeichnung, besonders in den Unterfeldern, diffus retikuläre Zeichnung und feinfleckige noduläre Struktur. Es werden aber auch größere Verschattungen beschrieben, die ihren Sitz wechseln können. Die vom Erwachsenen her bekannte wabige Struktur scheint beim Kind kaum vorzukommen. Wiederholt (auch eigene Beobachtung) wurden aber völlig normale Lungenröntgenbilder gefunden zu Zeiten, wo schon eine ganz erhebliche Dyspnoe bestand (221); ja es gibt Fälle, bei denen während des ganzen Verlaufes überhaupt keine pathologischen Röntgenbefunde zu erheben sind.

Pathophysiologie. Die pathophysiologischen Befunde haben in der letzten Zeit eine erhebliche diagnostische Bedeutung bekommen. Mit einfachen Methoden läßt sich eine mäßige bis starke Einschränkung der Vitalkapazität nachweisen. Zeichen der Bronchialobstruktion (Tiffeneau-Test) fehlen ganz oder sind wenig ausgesprochen. Das Residualvolumen kann etwas erhöht sein. Sehr wesentlich ist die nach den pathologisch-anatomischen Verhältnissen gut verständliche Erniedrigung der Compliance. Die Lungeninsuffizienz äußert sich in einer erniedrigten Sauerstoffsättigung und einem erniedrigten pO_2, zuerst nur nach Anstrengung, später auch in der Ruhe. Dabei ist der pCO_2 normal oder nur wenig erhöht. Es besteht eine verminderte Diffusionskapazität infolge eines alveolokapillären Blocks.

Verlauf. Wie einleitend erwähnt, zieht sich der Verlauf meist über sehr lange Zeit hin. Oft hat er schubweisen Charakter mit weitgehenden Remissionen. Die Schübe können durch interkurrente Infekte bedingt sein. Es gibt nach WEINGÄRTNER (222) auch solche, bei denen sich kein Infekt nachweisen läßt. Die Krankheit führt beim Kind nach bisherigen Kenntnissen immer zum Tode (Ausnahme bei 215), einzelne überlebende Erwachsene sind bekannt geworden.

Diagnose. Die Diagnose ist schwierig und wird sehr oft verpaßt. Die übliche Verlaufsgeschichte: wiederholte Spitalaufenthalte, die zu keiner Klärung führen, Aufenthalte in Sanatorien wegen Verdacht auf Lungentuberkulose und so fort. Maßgebend für den Verdacht ist die zunehmende Lungeninsuffizienz, für die sich kein Grund finden läßt, d. h. also Dyspnoe ohne entzündliche Erscheinungen und ohne nachweisbare Herzerkrankung. Sie steht im Gegensatz zu dem ganz geringfügigen physikalischen Lungenbefund. Eine wesentliche Hilfe können die oben beschriebenen Atemfunktionsprüfungen leisten. Der typische Befund ist eine verminderte Vitalkapazität, vor allem aber die herabgesetzte Compliance bei fehlenden Zeichen der Bronchialobstruktion. Einen weiteren Hinweis kann die Sauerstoffuntersättigung und der tiefe pO_2 zuerst nur bei Anstrengung, dann auch in Ruhe geben. All diese Befunde zusammen können die Diagnose sehr wahrscheinlich machen. Mit Sicherheit ist sie aber nur durch die Lungenbiopsie zu stellen. Die Lungenpunktion hat unbefriedigende Resultate ergeben.

Therapie. Eine kausale Therapie ist nicht möglich. Kortikosteroide, über lange Zeit gegeben, vermögen eine subjektive Besserung zu bewirken. Nach WEINGÄRTNER (222) wird aber auch eine Verbesserung der Vitalkapazität beobachtet.

Idiopathische Lungen-hämosiderose
(199, 226)

Das Wesen der Krankheit besteht in rezidivierenden alveolären Blutungen, die eine Hämosiderinablagerung in der Lunge zur Folge haben. Die Bezeichnung „idiopathisch" grenzt sie von der sekundären Hämosiderose ab, wie sie z. B. im Gefolge von Herzfehlern auftreten kann. Sie wurde 1931 erstmals von CEELEN beschrieben und wird daher im deutschen Sprachgebrauch gelegentlich als Ceelensche oder als Ceelen-Gellerstedtsche Krankheit bezeichnet. Die ersten klinischen Beschreibungen mit Diagnose intra vitam gaben WALDENSTRÖM 1940 und GLANZMANN u. WALTHARD 1941 (206), der Großteil der Veröffentlichungen stammt aus der Zeit nach 1950. Die Krankheit ist ziemlich selten; sie kommt beim Kind etwa dreimal häufiger vor als beim Erwachsenen.

Klinisches Bild. Das klinische Bild wird beherrscht von schubweise auftretenden Blutungen, gefolgt von symptomarmen oder symptomlosen Intervallen. Die Blutungen machen sich manchmal zunächst nur durch ihre Folge, die *Anämie*, bemerkbar, die begleitet ist von Mattigkeit und Schwäche. Symptome von seiten der Lunge können am Anfang noch vollständig fehlen. Sie treten später auf in Form von *Hämoptysen* oder blutiggefärbtem Sputum. Beim Kleinkind erscheint das Blut oft nicht im Auswurf, sondern im Erbrochenen oder im Stuhl. Schwerere Blutungen verursachen pneumonieähnliche Bilder mit Fieber, Husten, Dämpfung und Rasselgeräuschen. Bauchschmerzen, manchmal kolikartig, sind nicht selten. Im Sputum oder im Magensaft lassen sich Siderophagen mit der Berliner-Blau-Reaktion nachweisen. Schreitet die Krankheit fort, so treten Dyspnoe, manchmal auch Zyanose und Trommelschlägelfinger auf. Die Milz ist oft vergrößert.

Das *Hämoglobin* sinkt während der Blutungen krisenhaft ab und kann extrem niedrige Werte, bis 2 g%, erreichen. Die Anämie ist hypochrom mit Ansio- und Poikilozytose. Die Retikulozyten sind meist auf 20–40‰ erhöht; es kommen aber auch Werte über 100‰ vor. Ihre Zahl bleibt auch im Intervall hoch. Das Serumeisen ist in der Regel erniedrigt, der Serumbilirubinspiegel auf 1,5–3 mg% erhöht. Die Eosinophilen im Blut sind manchmal vermehrt. Offenbar wechselt ihre Zahl im Verlauf der Erkrankung. Eine Vermehrung wird also um so eher gefunden, je öfter untersucht wird. Serologisch wurden in einzelnen Fällen Kälteagglutinine, in anderen ein positiver Coombs-Test gefunden.

Röntgenbefund. Das Röntgenbild zeigt zwei Arten von Veränderungen: flüchtige, auf intraalveolärer Blutung beruhende, und chronisch-interstitielle. Im Anschluß an Blutungen erscheinen größere Verschattungsbezirke, teils homogener, teils mehr fleckiger Art (Abb. 75). Sie gehen im Verlauf von 8–10 Tagen zurück. Die interstitiellen Veränderungen sind am deutlichsten in Hilusnähe und beschränken sich auf die unteren zwei Drittel der Lunge. Sie zeigen vermehrte retikuläre Zeichnung, manchmal mit Verdichtungen. Diese 2–5 mm großen Knötchen können sehr dicht stehen und zu einem Bild ähnlich dem bei der Miliartuberkulose führen (Abb. 76). Sie beruhen auf Hämosiderinablagerungen in den Alveolarsepten.

Diagnose. Maßgebend ist die Kombination einer schubweise auftretenden Anämie mit einer Lungenerkrankung. Zu Beginn, wenn das Röntgenbild noch normal ist, kann die anämische Krise mit der erhöhten Retikulozytenzahl und dem erhöhten Bilirubinspiegel an hämolytische Prozesse denken lassen. Das klinische Bild und der Nachweis von Siderophagen im Bronchialsekret oder Magenspülwasser sichern die Diagnose hinreichend.

Pathologische Anatomie. Die Lungen sind luftarm, rotbraun bis dunkelrot. Histologisch erscheinen die Alveolen von Erythrozyten und deren Abbauprodukten angefüllt. Die Septen sind verdickt durch verstärkte Kapillarfüllung und durch Vermehrung von Zellen und Fasergewebe. Es finden sich reichlich hämatin-

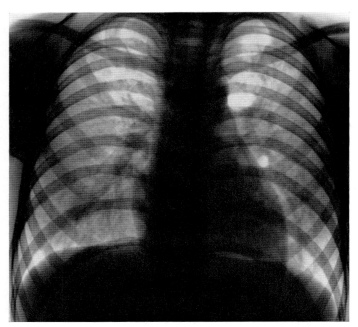

Abb. 75   Idiopathische Lungenhämosiderose. 9jähriger Knabe. Frische, erstmalige Lungenblutung. Ab Mitte November 1969 zunehmende Müdigkeit, Blässe, morgendlicher Husten. 21. 1. 1970 Spitaleinweisung. Hb 5,9 g%, Retikulozyten 63‰. Im Bronchialsekret massenhaft Siderophagen. Rasche Rückbildung der Infiltrate

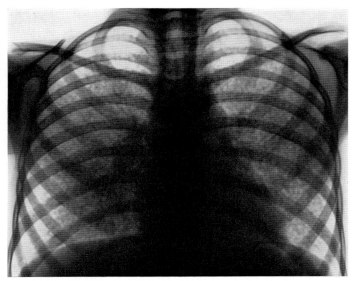

Abb. 76   Idiopathische Lungenhämosiderose. 7jähriges Mädchen. Asthmaartige Zustände und Bronchitiden seit dem 2. Lebensjahr. Schwere Anämie, verbrachte den größten Teil des Lebens in Krankenhäusern. Diagnose mit 5 Jahren gestellt. Milzexstirpation, daraufhin eindeutige Besserung der Anämie (Hochalpine Kinderheilstätte Pro Juventute, Davos)

haltige Makrophagen. Die stärksten Veränderungen weisen die elastischen Fasern auf. Diese sind aufgesplittert in kurze ungeordnete Elemente und im Bereich des Blutungsherds hochgradig in ihrer Zahl reduziert. Mit Spezialfärbung läßt sich ausgedehnte Eiseninkrustation nachweisen.

Verlauf und Prognose. 10% der Patienten kommen im Verlauf eines Jahres ad exitum, 20% leben länger als 6 Jahre, einzelne über 10 Jahre. Die durchschnittliche Lebensdauer, wie sie sich aus den vorliegenden Literaturangaben errechnen läßt, beträgt für Kinder 2,6 Jahre (199). Der Tod erfolgt an Rechtsherzinsuffizienz, bei Blutungen evtl. an Kollaps oder direkt an Ersticken.

Ätiologie. Die Ätiologie ist ungewiß. Man nahm früher an, daß eine angeborene Schwäche des elastischen Gewebes zugrunde liege. Dies fiel dahin, als Fälle bekannt wurden, die erst im Erwachsenenalter auftraten. Heute steht die Annahme einer allergischen Genese im Vordergrund, nur ist über das Allergen nichts bekannt. Von amerikanischer Seite ist auf die Möglichkeit einer Milchallergie hingewiesen worden. Andere nehmen an, daß es sich um einen Autoimmunprozeß handle. Der schubweise Verlauf, die manchmal bestehende Eosinophilie weisen in diese Richtung.

Therapie. Therapeutische Maßnahmen sind schwierig zu beurteilen bei einer Krankheit, die schubweise verläuft und die dazu noch ziemlich selten ist. Die Milzexstirpation scheint die Wirkung zu haben, daß die Krisen seltener werden und milder verlaufen (225). Dasselbe läßt sich von der Kortikosteroidbehandlung sagen. Eine entscheidende Besserung ist aber weder von der einen noch von der anderen Therapie bekanntgeworden. Über die jüngst angestellten Versuche mit immunosuppressiven Mitteln weiß man noch nichts Genügendes.

Das *Goodpasture-Syndrom,* das gelegentlich mit der idiopathischen Lungenhämosiderose in Verbindung gebracht wird, ist charakterisiert durch die Kombination von Lungenblutungen und Glomerulonephritis (203). Goodpasture beschrieb seinen Fall 1919, also bevor die idiopathische Lungenhämosiderose bekannt war. Neuerdings hat das Syndrom vermehrte Beachtung gefunden, und neben den früher ausschließlich bekannten Fällen mit schwerem, tödlichem Nierenschaden sind auch leichtere Fälle beschrieben worden. Bis jetzt scheint es, daß die Krankheit nur beim Erwachsenen vorkommt.

Alveoläre Proteinose
(205)

Die alveoläre Proteinose oder Lungenproteinose wurde erstmals 1958 von Rosen, Castelman u. Liebow beschrieben. Sie ist eine seltene Krankheit. Die Mehrzahl der Fälle stammt aus den Vereinigten Staaten. Beim Kind sind bis 1968 6 Fälle bekanntgeworden (193, 205, 217, 223). Da die Diagnose intra vitam sehr schwierig ist, gibt es vielleicht mehr von dieser Erkrankung, als es jetzt scheint. Ihr Wesen besteht darin, daß große Alveolarbezirke, zum Teil auch Bronchiolen, von einem eiweißreichen, mit Lipoiden durchsetzten Exsudat ausgefüllt sind. Vermutlich stammt es von proliferierten und desquamierten Alveolardeckzellen her.

Der Beginn ist meist schleichend, gelegentlich bildet ein akuter Infekt den Auftakt. Auch ausgedehnte Verdichtungen im Röntgenbild können längere Zeit ohne klinische Folgen sein. Nach Häufigkeit geordnet sind die Symptome: Dyspnoe, Husten, bronchitische Geräusche, auffallender Gewichtsverlust, Zyanose. Das Röntgenbild zeigt doppelseitige perihiläre weiche streifige oder fleckige Verschattungen, hauptsächlich in den unteren zwei Lungendritteln. Das Bild gleicht manchmal jenem bei Lungenödem, bleibt aber längere Zeit bestehen. Manchmal kommen auch gröbere, dichtere Herde vor.

Über den Verlauf ist man noch ungenügend unterrichtet. Es gibt mehr akute Formen, die innerhalb eines Jahres unter zunehmender Atemnot zum Tode führen, und eine langsam verlaufende, längere Zeit stationäre Form, bei der auch Rückbildungen beobachtet worden sind.

Die Diagnose ist klinisch schwierig. Bei den bis jetzt bekanntgewordenen Fällen wurde sie stets entweder durch die Autopsie oder die Biopsie gestellt.

Über die Therapie weiß man noch nicht viel. Kortikosteroide scheinen eher einen ungünstigen Einfluß zu haben. Andererseits ist über Versuche mit proteolytischen Enzymen, speziell Trypsin und Chymotrypsin per os, berichtet worden, die einen günstigen Einfluß gehabt haben sollen. Eine wichtige Maßnahme ist die Bekämpfung der Superinfektion.

Desquamative interstitielle Pneumonie

Diese 1965 erstmals beschriebene Krankheit ist nach bisherigen Mitteilungen selten. Beim Kind sind nur einige wenige Fälle bekanntgeworden (194, 195). Sie ist pathologisch-anatomisch dadurch charakterisiert, daß die Alveolen zahlreiche desquamierte granulierte Epithelzellen enthalten. Entzündliche und fibröse Veränderungen im Interstitium sind zuerst geringfügig und werden später deutlicher. Das klinische Bild gleicht dem der Lungenfibrose: Dyspnoe, Husten, Hyperventilation, Sauerstoffuntersättigung. Die Veränderungen im Röntgenbild sind oft sehr geringfügig: leichte Verschleierung, gelegentlich auch retikuläre Zeichnung, und stehen in keinem Verhältnis zum klinischen Bild. Die Diagnose ist nur durch die Biopsie zu stellen. Die Ätiologie ist völlig unbekannt. Es bestehen offenbar Beziehungen zur Lungenfibrose, als deren erstes Stadium die Krankheit von manchen aufgefaßt wird. Sie spricht auf Kortikosteroide gut an; die Prognose scheint besser zu sein als bei der Lungenfibrose.

Pulmonale Hypertonie
(212)

Ein erhöhter Druck im Lungenkreislauf kann aus mechanischen Gründen zustande kommen. Dies ist beispielsweise der Fall bei Herzvitien mit Links-rechts-Shunt. Sie sollen hier nicht weiter besprochen werden. Weiter sind Fälle mit multiplen, immer wieder auftretenden kleineren Lungenembolien zu nennen. In neuer Zeit hat hierfür der ventrikuloatriale Shunt zur Behandlung des Hydrozephalus Bedeutung erlangt (204). Von der Katheterspitze können sich immer wieder kleine Emboli lösen und in die Lunge gelangen. Allmählich bildet sich dann ein Krankheitsbild aus, wie es unten für die idiopathische Pulmonalsklerose beschrieben ist. Wenn sich bei einem Kind mit einem solchen Shunt das Allgemeinbefinden langsam verschlechtert, eine leichte Zyanose und eine Dyspnoe hinzukommen, ist an die Möglichkeit multipler Embolien zu denken. – Chronische Bronchitiden, besonders bei der Pankreasfibrose, können zur pulmonalen Hypertonie führen, die aber nicht fixiert ist, sondern je nach Zustand der Lunge variiert. Ursache ist hier die alveoläre Hypoventilation.

Besteht keine der erwähnten Ursachen, so spricht man von primärer Pulmonalsklerose, bei starker Zyanose auch von Ayerza-Syndrom (207, 212). Sie bevorzugt das späte Kindesalter und das frühe Erwachsenenalter und ist beim Kleinkind ausgesprochen selten. Symptome sind Dyspnoe und eine geringgradige Zyanose; Herzgeräusche fehlen oder sind uncharakteristisch und wechselnd. Der zweite Pulmonalton ist stark akzentuiert. Röntgenbild und EKG zeigen eine Rechtshypertrophie. Pathologisch-anatomisch findet sich eine Sklerose der kleinen Pulmonalarterien mit Hypertrophie der Media und Verdickung der Intima.

Eine mehr akut verlaufende, seltene, vorwiegend bei Kindern vorkommende Form zeigt neben den erwähnten Veränderungen Herde von fibrinoiden Nekrosen und von akuten und subakuten entzündlichen Infiltraten (nekrotisierende hypertonische pulmonale Arteriopathie [197]). Die Prognose ist schlecht, und die Kinder sterben im Verlauf von Monaten oder Jahren. Die Diagnose ist sicher erst zu stellen, wenn der Pulmonalisdruck mit dem Herzkatheter gemessen ist und ein Herzvitium ausgeschlossen werden kann.

Idiopathische pulmonale Mikrolithiasis

Die Krankheit besteht in der Ablagerung von Calciumcarbonat in den Alveolen. Sie wird erst im Erwachsenenalter klinisch manifest und führt durch interstitielle Fibrose zur Lungeninsuffizienz. Sie kommt familiär gehäuft vor. Eine Stoffwechselstörung ist bis jetzt nicht gefunden worden. Sehr wahrscheinlich beginnt der pathologische Prozeß in der Kindheit, macht aber da keine klinischen Symptome, sondern wird zufällig entdeckt (196). Das Bild mit den zahlreichen kalkdichten Schatten besonders in den Mittelfeldern gleicht einem überfüllten Bronchogramm. Die Diagnose kann durch Lungenpunktion sichergestellt werden.

Lungenerkrankungen bei Kollagenosen

Bei den Kollagenosen können die Lungen in verschiedenster Art beteiligt sein. Eine typische „kollagene Lungenerkrankung" gibt es nicht.

Lupus erythematodes. In etwa einem Drittel der Fälle treten Lungenveränderungen verschiedener Art auf (218). Interstitielle Prozesse mit miliaren oder retikulären wechselnden Bildern sowie Pleuraergüsse dürften mit dem spezifischen pathologischen Prozeß zusammenhängen. Ausnahmsweise können sie das klinische Bild beherrschen (211). Daneben gibt es unspezifische Pneumonien, zum Teil von der meist durchgeführten Kortikosteroidbehandlung herrührend.

Dermatomyositis. Die Lungenbeteiligung ist eher selten. Es handelt sich um interstitielle Prozesse, die sich zum Teil als miliare Bilder zeigen (Abb. 77) (202, 216).

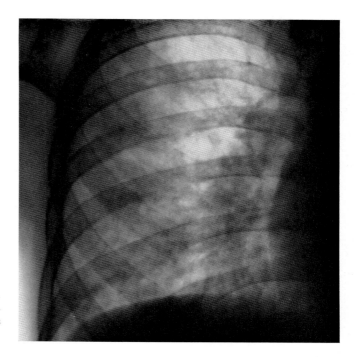

Abb. 77 Lunge bei Dermatomyositis. Weichfleckige Verschattung beider Unterfelder. 9jähriges Mädchen

Periarteriitis nodosa. Im vielgestaltigen Krankheitsbild spielt die Beteiligung der Atemwege eine bescheidene Rolle. Zyanose, asthmoide Zustände, Dyspnoe sind die klinischen Symptome. Im Röntgenbild finden sich knötchen- bis fleckförmige Verdichtungen und Infiltrate vom Typus des eosinophilen Lungeninfiltrates (198).

Von allen Kollagenosen hat die beim Kind nur äußerst selten vorkommende *diffuse Sklerodermie* den stärksten Lungenbefall. Hier kommt es zu schweren Lungenfibrosen (4).

Lungenerkrankungen des Neugeborenen
(227, 240, 242)

Allgemeines

Die Lunge ist das einzige Organ, das bei der Geburt innerhalb von Minuten aus absoluter Ruhe seine volle Funktion aufnehmen muß. Die Schäden, die im Gefolge dieser Umstellung und des Durchtritts durch die Geburtswege auftreten, sind häufig und lebensgefährlich. Bei verstorbenen Neugeborenen fand KLOOS (234) in vier Fünftel der Fälle Lungenveränderungen, die mit dem Leben nicht vereinbar sind: bei Frühgeburten unter 1000 g in 87%, bei Frühgeburten über 1000 g bei 78% und bei Reifgeborenen 60%.

Damit die Atmung richtig funktionieren kann, müssen einige Bedingungen erfüllt sein. Sie sind in der nachstehenden Tab. 2 aufgeführt, zusammen mit den zugehörigen pathologischen Bildern.

Tabelle 2   Voraussetzungen für richtiges Atmen und Ursachen von Atmungsstörungen (nach RUDOLPH u. Mitarb. [237])

Zur normalen Atmung nötig	Gestört bei
intaktes Atemzentrum	Unreife Anoxie Gehirnblutung Narkose
intakte Nervenbahnen	Phrenikuslähmung Verletzungen des Zervikalmarks
durchgängige Atemwege	verschiedenen stenosierenden Mißbildungen (Choanalatresie, Larynxmembranen, Gefäßring um die Trachea usw.) Aspiration von Mekonium und Sekret der Geburtswege

entfaltete, lufthaltige Alveolen	Atelektasen
	Aspirationssyndrom
	Pneumonie
	hyaline Membranen
	Blutungen
	Kompression der Lungen durch
	   Pneumothorax,
	   lobäres Emphysem,
	   Zwerchfellhernie

intaktes kardiovaskuläres System	angeborenen Herzfehlern

Den verschiedenartigen Krankheitsursachen steht ein monotones klinisches Bild gegenüber. Atemstörungen äußern sich in Tachypnoe, Dyspnoe und Zyanose. Die obere Normgrenze der Atemfrequenz liegt bei etwa 60/Min. Die Dyspnoe äußert sich in Einziehungen der unteren Teile der Brustwand und bei stärkeren Graden des Sternums. Sie zeigt an, daß die Luft die Atemwege nicht frei passieren und die Alveolen füllen kann. Zur Zyanose: Eine Blaufärbung von Händen und Füßen ist bei Neugeborenen ziemlich häufig und die Folge mangelhafter Durchblutung. Auch die manchmal einige Tage sichtbare Stauungszyanose des Kopfes nach langdauerndem Geburtsverlauf hat mit Atemstörungen nichts zu tun. Die respiratorisch bedingte Zyanose macht sich zuerst perioral bemerkbar, später im ganzen Gesicht und dann am Körper. Blaufärbung tritt auf, wenn der Gehalt des Blutes an reduziertem Hämoglobin mehr als 5 g% beträgt. Bei einer Anämie macht das einen viel größeren Teil des Hämoglobins aus als bei einer Polyzythämie. Anämische Neugeborene werden deswegen auch bei insuffizienter Atmung kaum zyanotisch.

Die üblichen physikalischen Untersuchungsmethoden sind beim Neugeborenen sehr wenig ergiebig. Nur massive einseitige Veränderungen, wie etwa ein Pneumothorax, lassen sich auf diese Weise vermuten.

Ein sehr wichtiges Hilfsmittel ist das Röntgenbild, das bei allen Fällen mit Atemnot, die über leichte Grade hinausgeht, angefertigt werden sollte (Übersicht und Technik s. bei 232). Es kann beispielsweise für die Einleitung einer lebensrettenden Behandlung bei Spannungspneumothorax oder bei lobärem Emphysem ausschlaggebend sein.

Ein zuverlässiges Bild vom Zustand der Atmungsorgane eines Neugeborenen gibt die Blutgasanalyse (pCO$_2$, pO$_2$ und O$_2$-Sättigung), die allerdings ein entsprechendes Laboratorium voraussetzt. Ein durch die Nabelarterie in die Aorta eingeführter Katheter liefert arterielles Blut für wiederholte Untersuchungen. Diese spielen besonders bei der Überwachung der künstlichen Beatmung eine wichtige Rolle.

Hyaline Membranen
(Synonyma: idiopathisches Atemnotsyndrom des Neugeborenen, Membransyndrom)

Das anatomische Bild der hyalinen Membranen (227) ist seit etwa 40 Jahren bekannt, wurde aber zuerst als Aspiration von Vernix caseoa gedeutet. Die Natur der Membranen wurde anfangs der fünfziger Jahre erkannt; in den vergangenen zwei Jahrzehnten hat die Krankheit weit verbreitete Aufmerksamkeit erregt und zu ausgedehnter Forschung angeregt. Trotzdem ist noch vieles unklar.

Es werden fast ausschließlich Frühgeburten befallen – je unreifer sie sind, um so häufiger –, ferner die sich in vielem wie Frühgeburten verhaltenden Kinder diabetischer Mütter sowie Kinder, die wegen pränataler Asphyxie durch Kaiserschnitt entbunden werden müssen.

Häufigkeit. Die tödlich verlaufenden Fälle machen etwa 4% aller Frühgeborenen von 1–2,5 kg aus. Da rund die Hälfte der befallenen am Leben bleibt, kommt man auf eine Erkrankungshäufigkeit von etwa 8%. In der Gewichtsklasse unter 1,5 kg sterben aber 17% an hyalinen Membranen. Etwa ein Drittel aller gestorbenen Frühgeburten weist sie auf.

Pathologische Anatomie. Die Lungen erscheinen luftleer, leberartig. Histologisch finden sich ausgedehnte Resorptionsatelektasen. Charakteristisch sind die eosinophilen, zur Hauptsache aus Fibrin und abgeschilferten Epithelien bestehenden Membranen in den Bronchioli respiratorii und den Ductuli alveolares. Sie finden sich nicht bei Frühgeborenen, die nur wenige Stunden gelebt haben. Die interalveolaren Septen sind verdickt durch überfüllte Kapillaren, Ödeme und Blutungen.

Klinisches Bild. Asphyxie bei der Geburt findet sich gehäuft bei Kindern, die später an

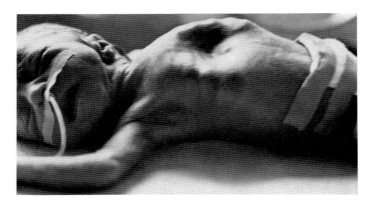

Abb. 78 Atemnotsyndrom.
Tiefe Einziehung des Sternums
bei Inspiration

hyalinen Membranen erkranken. Etwas beschleunigte Atmung und leichte Einziehungen
finden sich sehr bald nach der Geburt. Ob es
ein ganz freies Intervall gibt, ist umstritten.
Man darf aber annehmen, daß Kinder, deren
Atmung während 6 bis 8 Stunden bei genauer
Beobachtung normal ist, keine hyalinen Membranen entwickeln werden. Nach den ersten
Stunden nehmen Tachypnoe und Dyspnoe
rasch zu. Die Krankheit wird jetzt offen-
kundig. Die Atmung wird außerordentlich
mühsam, die Kinder kämpfen mit größter Anstrengung gegen die Erstickung, das Sternum
wird bei der Inspiration tief bis fast zur
Wirbelsäule eingezogen (Abb. 78). Exspiratorisches Stöhnen („grunting") ist oft schon früh
zu hören. Eine Zyanose ist in allen schweren
Fällen vorhanden. Die Auskultation ist wenig
ergiebig; manchmal finden sich feine Rasselgeräusche. Schließlich kommt es zur totalen
Erschöpfung. Der Tod erfolgt innerhalb der
ersten 72 Stunden. Überleben die Kinder diese
Frist, so sind sie meist gerettet.
Das wichtigste diagnostische Hilfsmittel ist
das *Röntgenbild* (232). Es erlaubt die Unterscheidung von anderen Ursachen der schweren
Dyspnoe, wie   ausgedehnte   Atelektasen,
Pneumothorax u. a. Es zeigt anfänglich eine
gleichmäßig verteilte, fein retikulär-granu-
läre Zeichnung, die sich dann immer mehr
verdichtet und am Schluß eine fast homogene
Verschattung mit Luftbronchogramm bildet
(Abb. 79).

Die *Blutgasanalyse* zeigt, was für die Therapie von Bedeutung ist, eine gemischte respira-
torisch-metabolische Azidose und eine Hypoxie. In schweren Fällen kann der pH bis
auf 7,0 sinken, der pCO_2 auf über 70 mm Hg
steigen.
Differentialdiagnostisch kommen vor allem
Meconiumaspiration,   Pneumothorax   und
Pneumonien in Frage, Zustände, die sich
durch das Röntgenbild leicht ausschließen
lassen. Neuerdings steht ein Krankheitsbild
zur Diskussion, das den hyalinen Membranen sehr ähnlich ist, sich aber in wichtigen
Punkten davon unterscheidet (239 a, 240 a). Es
wird als benigne Form oder Typ 2 des Atemnotsyndroms bezeichnet, die leichteste Form
auch als persistierende Tachypnoe des Neugeborenen. Das Geburtsgewicht ist höher als
bei den hyalinen Membranen; auch normal-
gewichtige Kinder werden befallen. Der Beginn ist gleich wie beim schweren Atemnotsyndrom, der Verlauf aber günstiger: innert
24 Stunden tritt eine wesentliche Besserung
ein. Das Röntgenbild zeigt nicht die typische
Granulierung, sondern eine mäßige Lungenblähung und verstärkte peribronchiale Zeichnung. Die Prognose ist gut. Die beiden Formen lassen sich nicht scharf trennen; Über-
gänge sind möglich.
Pathophysiologie. Sie ist heute recht gut bekannt (227, 241). Am stärksten verändert
sind Dehnbarkeit und Atemarbeit. Die Dehnbarkeit (Compliance) ist auf ein Viertel bis

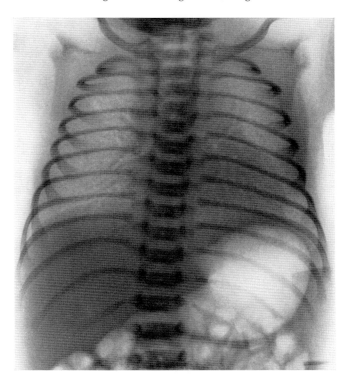

Abb. 79 Atemnotsyndrom. Röntgenbild am ersten Tag. Ganz feinfleckige, diffuse Granulierung, Luftbronchogramm

ein Fünftel verringert, die Atemarbeit auf etwa das 5fache vermehrt. Die rasche, wenig ausgiebige Atmung hat zur Folge, daß der Totraum mehr als die Hälfte des Atemvolumens ausmacht. Die Vitalkapazität ist stark reduziert. Die Tatsache, daß die Sauerstoffuntersättigung auch durch 100% O_2 in der Atemluft nicht behoben werden kann, läßt auf einen beträchtlichen Shunt schließen, der im wesentlichen darauf beruht, daß das Blut nicht ventilierte Lungenteile durchfließt. Hinzu kommt noch der in diesen Fällen weiter bestehende Shunt durch das Foramen ovale und den Ductus arteriosus (Botalli).

Pathogenese. Die Pathogenese der Membranen ist bis zu einem gewissen Grad geklärt. Sie kommen bei Totgeburten nicht vor und auch nicht bei Kindern, die in den allerersten Stunden sterben. Die ursprüngliche Theorie der prä- oder perinatalen Aspiration fällt also dahin; vielmehr entstehen die Membranen aus Stoffen, die dem Blut und den geschädigten Epithelien entstammen. Sie sind aber nicht das Wesentliche der Erkrankung, sondern nur eine Begleiterscheinung.

Die entscheidende Rolle spielt vielmehr das Fehlen des oberflächenaktiven oder Antiatelektasefaktors (surfactant). Am pathologisch-anatomischen Präparat kann gezeigt werden, daß es zur Aufblähung der Lungen bei hyalinen Membranen einen viel höheren Druck braucht als bei normalen. In normalen Lungen bildet ein Lipoprotein eine dünne Schicht auf den Alveolarepithelien, das die Oberflächenspannung herabsetzt und damit die einmal entfalteten Lungen stabilisiert (233). Fehlt diese Substanz, so kollabieren bei der Exspiration die Alveolen infolge der sehr erheblichen Oberflächenspannung und das Kind muß bei jeder Inspiration den gleichen Eröffnungsdruck aufbringen wie beim ersten Atemzug. Die oberflächenaktive Substanz wird normalerweise ziemlich rasch abgebaut (Halbwertszeit 12–16 Std.). Es bedarf also einer intensiven Neubildung. Ob nun primär die Substanz fehlt oder ob sie infolge Schädigung der Alveolarepithelien (z. B. durch Asphyxie) zerstört und nicht mehr nachgeliefert wird, ist zur Zeit nicht entschieden.

Therapie. Da eine kausale Therapie, d. h. Ersatz des fehlenden Antiatelektasefaktors nicht möglich ist, besteht die therapeutische Aufgabe darin, die Auswirkungen der Krankheit soweit als möglich zu mildern. Dazu sind heute für alle schwereren Fälle speziell für Neugeborene bestimmte Intensivpflegeeinheiten erforderlich. Die Kinder brauchen eine körperwarme Umgebungstemperatur, da Kälte die Hypoxie verstärkt. Der metabolische Anteil der Azidose ist durch Infusionen von Glucose und Natriumbicarbonat zu korrigieren. Die Atemluft muß genügend befeuchtet und mit Sauerstoff angereichert werden. Noch umstritten ist die zulässige Konzentration. Im allgemeinen gilt ja die Regel, daß sie 40% wegen der Gefahr der Augenschädigung nicht überschreiten soll. Da aber beim Atemnotsyndrom wegen der oben erwähnten Shuntmechanismen auch bei hohem Sauerstoffangebot die Sauerstoffspannung im Blut die Norm nicht erreicht, ist es erlaubt, unter Kontrolle des pO_2 die üblichen Grenzen zu überschreiten. Um die enorme Atemarbeit zu erleichtern und dem Alveolarkollaps entgegenzuwirken, ist man in den letzten Jahren bei schweren Fällen dazu übergegangen, die Kinder künstlich unter Verwendung hoher Sauerstoffkonzentration zu beatmen (assisted respiration). Im Zürcher Kinderspital betrachtet man die Indikation als gegeben, wenn unter reiner Sauerstoffatmung der pCO_2 70 mm Hg übersteigt, der pH unter 7,2 und der pO_2 unter 40 mm Hg sinkt. Die maschinelle Beatmung darf nur unter häufiger Blutgaskontrolle durchgeführt werden. Der pO_2 soll zwischen 60 und 90 mm Hg liegen. Steigt er höher, so droht die Gefahr der Augenschädigung, sinkt er zu tief, so kann es zum Gehirnschaden infolge Hypoxie kommen. Die neueste Entwicklung geht dahin, die Kinder gegen einen Widerstand ausatmen zu

lassen, was sich mit sehr einfachen technischen Mitteln erreichen läßt (233 a, 236 a). Man imitiert das, was das Kind durch das Stöhnen zu erreichen versucht: die Lunge durch eigene Kraft aufzublasen und so dem Kollaps entgegenzuwirken. Die Resultate sind bis jetzt sehr gut.

Die Prognose ist durch die künstliche Beatmung deutlich verbessert worden. Im Zürcher Kinderspital ist sie bei etwa der Hälfte der Patienten indiziert. Von diesen blieben 1971 etwa 70% am Leben (229 a).

Bei den längere Zeit Überlebenden ist ein neuartiges Krankheitsbild beobachtet worden, das von NORTHWAY u. Mitarb. (236) als *bronchopulmonale Dysplasie* bezeichnet worden ist. Es trat bei Kindern, die länger als 150 Std. beatmet worden waren, immer auf. Im Röntgenbild zeigen sich kleinzystische Aufhellungen, diffus verteilt, und dazwischen unregelmäßige Verdichtungen, im ganzen ein schwammartiges Bild (Abb. 80). Im späteren Verlauf wird das Netzwerk dünner und die Zysten größer. Oft besteht eine Herzvergrößerung. Pathologisch-anatomisch findet man Metaplasien des Bronchialepithels, verstärkte Schleimsekretion, Gruppen emphysematöser Alveolen, umgeben von atelektatischen Partien, Verdickung der interalveolären Septen und Gefäßveränderungen im Sinne der pulmonalen Hypertension. Ein Teil der Kinder stirbt noch im späteren Verlauf, ein Teil kommt allmählich zur Ausheilung und ein Teil bleibt, soviel heute bekannt ist, geschädigt. Die Ätiologie ist nicht sicher bekannt. Wahrscheinlich spielt neben der schweren Grundkrankheit und dem Überdruck (228) die hohe O_2-Konzentration die wichtigste Rolle.

Aspirationssyndrom

Anoxie kann zu vorzeitigen Atembewegungen führen. Erfolgen diese intrauterin, so wird Fruchtwasser, manchmal mit pathologischen Bestandteilen, aspiriert. Da aber die fetale Lunge mit Flüssigkeit gefüllt ist, kann eine

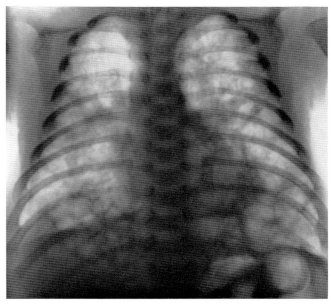

Abb. 80   Bronchopulmonale Dysplasie. Sofort nach der Geburt Beginn der maschinellen Beatmung wegen schwerem Aspirationssyndrom. Nach 4 Wochen typisches kleinzystisches Bild, mit 9 Monaten gestorben

solche Aspiration nur ein kleines Ausmaß erreichen. Unter der Geburt wird der Thorax zusammengepreßt und die vorhandene Flüssigkeit zum Teil entleert. Erfolgen jetzt vorzeitige Inspirationsbewegungen, so kann neben Fruchtwasser Schleim und infektiöses Material der Geburtswege aspiriert werden. Ob die Aspiration reinen Fruchtwassers irgendeine Bedeutung hat, ist umstritten. Wahrscheinlich können große Mengen innerhalb kurzer Zeit von den Alveolen resorbiert und in die Blutbahn abgeführt werden. Anders verhält es sich mit festen Bestandteilen, vor allem mit Mekonium, das bei intrauteriner Anoxie entleert wird, mit Epithelzellen und Schleimbestandteilen. Bei totgeborenen Kindern sind die Alveolen vollgepackt mit solchem Material gefunden worden. Anderseits wurde dasselbe Material bei Kindern gefunden, die lebend zur Welt kamen und an einer Todesursache starben, die nichts mit den Atemwegen zu tun hatte. Die Hauptrolle spielt das Mekonium, das sich besonders häufig im Fruchtwasser übertragener Kinder findet und Trachea und Bronchien verstopfen kann. Bei massiver Aspiration besteht von Geburt an Tachypnoe und Dyspnoe, die sich nach Stunden oder wenigen Tagen zurückbildet, bei schweren Fällen Zyanose. Die physikalischen Zeichen sind vieldeutig; meist ist das Atemgeräusch abgeschwächt, und es können Rasselgeräusche vorhanden sein. Macht man sofort ein Röntgenbild, so sieht man unregelmäßige vom Hilus peribronchial ausstrahlende Verdichtungen. Manchmal besteht eine starke Blähung. Folge der Aspiration sind Atelektasen und Pneumonien (s. u.).

Bei Dyspnoe infolge Aspiration von mekoniumhaltigem Fruchtwasser muß mit dem Bronchoskop abgesaugt werden. Das hat Erfolg bei Mekoniumpfropfen in der Trachea. Ist das Mekonium schon in die Bronchien vorgedrungen, so kann es nicht mehr entfernt werden.

Atelektasen

Atelektasen können primär oder sekundär sein. Bei den primären entfalten sich mehr oder weniger ausgedehnte Lungenbezirke gar nicht (dies entspricht der eigentlichen Bedeutung des Wortes Atelektasis = Nichtentfaltung), bei den sekundären kollabieren bereits entfaltete Alveolen wieder, meist infolge

Bronchialobstruktion. Eine sichere Unterscheidung von primären und sekundären Atelektasen ist nicht immer möglich.
Primäre Atelektasen kommen hauptsächlich bei Frühgeburten vor, die infolge pulmonaler und zerebraler Unreife die Kraft zur Entfaltung nicht aufbringen, ferner bei Kindern narkotisierter Mütter und bei Störungen des Atemzentrums durch Hirnblutung. Meist

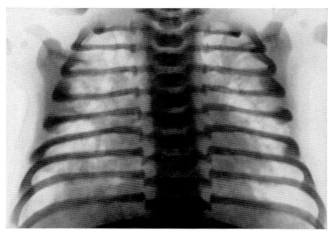

Abb. 81   Multiple Atelektasen beim Neugeborenen(Abb. 81, 82, 84–86; aus H. WILLI: Lungenerkrankungen des Neugeborenen. In: Lehrbuch der Röntgendiagnostik, Bd. IV/2, hrsg. von H. R. SCHINZ, E. BAENSCH, W. FROMMHOLD, R. GLAUNER, E. UEHLINGER, J. WELLAUER. Thieme, Stuttgart 1971)

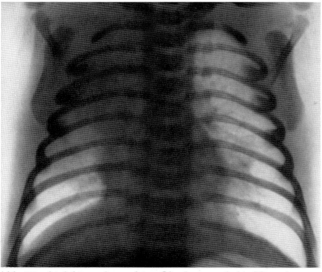

Abb. 82   Atelektase des rechten Oberlappens beim Neugeborenen

schreien und atmen die Kinder nach der Geburt nicht richtig. Es besteht von Anfang an
eine Zyanose, die nicht verschwindet. Die
Atmung ist weiterhin kraftlos und manchmal
unregelmäßig. Im Röntgenbild zeigen sich primäre Atelektasen als diffuse wolkige Trübungen bei engen Interkostalräumen und hoch-
stehendem Zwerchfell. Beatmung mit Beutel
kann die Lungen zur Entfaltung bringen.

Die *sekundären Atelektasen* entstehen durch
Verlegung der Bronchien infolge Aspiration
von festen Bestandteilen des Fruchtwassers
wie Mekonium, Vernix, Schleim u. a., ferner
durch Kompression der Lungen durch
Pneumothorax oder Erguß. Eine Sonderform
ist jene bei hyalinen Membranen (s. S. 119).
Klinisch treten sie nur in Erscheinung, wenn
sie eine gewisse Ausdehnung erreichen. Bei
leichten Formen ist nur die Atmung etwas
beschleunigt. Bei schweren Fällen bestehen
Zyanose und Dyspnoe. Ein physikalischer
Befund ist nur bei Atelektasen ganzer Lappen
zu erheben. Es bestehen dann Dämpfung und
abgeschwächtes, häufig sakkadiertes Atemgeräusch. Manchmal bleibt die eine Seite bei
der Atmung zurück. Im Röntgenbild können
kleinere Atelektasen durch das meist vorhandene kompensatorische Emphysem benachbarter Partien verdeckt sein. Gröbere
Atelektasen zeigen sich als disseminierte
großfleckige oder wolkige Verschattungen
(Abb. 81). Sind mehrere Segmente oder ganze
Lappen betroffen, so treten homogene Verschattungen mit Verziehung des Mediastinums
und Zwerchfellhochstand auf (Abb. 82). Häufig kommt es zu einer vorübergehenden,
manchmal beträchtlichen Herzdilatation.

Für die Diagnose, insbesondere für die Unterscheidung von Pneumonien, die radiologisch
sehr ähnlich aussehen können, ist der Verlauf
entscheidend. Die Atelektasen machen sich
kurz nach der Geburt bemerkbar und verschwinden im Verlauf der ersten Tage, die
Pneumonien brauchen eine gewisse Zeit zur
Entwicklung. – Ausgedehnte Atelektasen mit
großen Verschattungen in beiden Lungen
haben eine schlechte Prognose.

Pneumonien

Pneumonien des Neugeborenen sind gefährlich und eine häufige Todesursache. Sie finden
sich bei einem Viertel bis zur Hälfte aller
gestorbenen Neugeborenen. Es gibt verschiedene Infektionswege: 1. transplazentar,
2. Aspiration infektiösen Materials unter der
Geburt und 3. aerogene Infektionen nach der
Geburt.

Weitaus am häufigsten sind *Aspirationspneumonien*. Das Fruchtwasser wird nach dem
Blasensprung von der Vagina aus besiedelt,
und die Keimzahl nimmt mit der Dauer der
Wehentätigkeit rasch zu. Neben dem Fruchtwasser kommen die infizierten Sekrete des
Geburtskanals in Frage. Die Entstehung der
Pneumonie wird begünstigt durch Mekonium-
austritt vor der Geburt und durch Früh-
geburt. An Erregern werden am häufigsten
Staphylokokken, Streptokokken und Esche-
richia coli gefunden. Die Symptome sind uncharakteristisch: Tachypnoe, Dyspnoe, Zyanose, manchmal Rasselgeräusche. Husten fehlt
meistens; die Temperatur ist normal oder
erniedrigt, besonders am Anfang. Bei aus-
gereiften Kindern kann sie in etwas späteren
Stadien auf subfebrile Werte ansteigen. Die
Leukozytenzahlen sind sehr unterschiedlich
und helfen kaum zur Diagnose. Das Röntgenbild zeigt streifige perihiläre Verschattungen,
manchmal auch Fleckelung und manchmal
Bilder, die nicht von jenen der Atelektasen zu
unterscheiden sind. Im Gegensatz zu diesen
nimmt aber der Befund nicht ab, sondern in
den ersten Tagen eher zu, um sich dann bei
günstigem Verlauf langsam zu normalisieren.

Die konnatale, hämatogen entstandene interstitielle Pneumonie ist selten; sie hat einen
bösartigen perakuten Verlauf. Die Keime
gelangen aus dem mütterlichen Blut diapla-
zentar oder von einer infizierten Plazenta aus
entlang der Nabelvene in den fetalen Kreislauf. Tachypnoe, stöhnende Atmung und
Zyanose sind die klinischen Erscheinungen.
Die Kinder sterben meistens in den ersten
zwei bis drei Tagen.

Die postnatale aerogene Pneumonie kann bakteriellen oder viralen Ursprungs sein, aber auch auf der Aspiration von Erbrochenem oder von Nahrungsbestandteilen beruhen. Diese Pneumonien treten nicht sofort nach der Geburt, sondern erst nach einem Intervall auf. Der Verlauf und das radiologische Bild sind je nach Erreger verschieden. Ein häufiges Bild ist die vom Hilus ausgehende peribronchiale Verschattung. Therapie: Neben den früher besprochenen allgemeinen Maßnahmen spielt die antibiotische Behandlung die Hauptrolle. Anhaltspunkte für die Wahl des Antibiotikums können Kulturen aus Rachen und Nase geben. Zu berücksichtigen ist die mögliche Toxizität wegen der noch unentwickelten Abbau- und Ausscheidungsmechanismen. Als unschädlich darf das Penicillin angesehen werden in einer Dosierung von 200 000 – 500 000 E/Tag.

Eine besondere Form der Pneumonie findet sich bei der *konnatalen Listeriose*. Die Infektion mit Listeria monocytogenes kann entweder vor der Geburt erfolgen oder unter der Geburt. Im ersten Fall entsteht eine Sepsis, die sich in meningozephalen Symptomen oder in Form eines Atemnotsyndroms äußert (239). Die Mutter erkrankt in den letzten Schwangerschaftswochen an einer kurzdauernden Temperatursteigerung mit Kreuzschmerzen, Schüttelfrösten und einer Zysto-

pyelitis oder Enteritis. Diese Episode heilt spontan innerhalb einiger Tage ab; später kommt es zu einem erneuten Temperaturanstieg, unter welchem dann die Geburt meist vorzeitig erfolgt. Das Neugeborene zeigt einige Stunden nach der Geburt eine mühsame, beschleunigte Atmung mit Zyanose. Ohne Therapie verschlechtert sich der Allgemeinzustand sehr rasch. Gelegentlich besteht ein makulopapulöses Exanthem. Wegleitend ist der Röntgenbefund: eine diffuse, supramiliare bis kleinfleckige Verschattung sämtlicher Lungenfelder (Abb. 83). Hat man den Verdacht, so läßt sich die Diagnose rasch durch bakteriologische Untersuchung des Mekoniums und der Lochien stellen (grampositive Stäbchen im normalerweise sterilen Mekonium). Das Mittel der Wahl sind Tetrazykline.

Bei Infektionen unter der Geburt kommt es zum Bild einer Bronchopneumonie, die sich kaum von anderen unterscheidet (243).

Lungenblutungen

Lungenblutungen werden bei der Autopsie von Neugeborenen ziemlich häufig gefunden, in einzelnen Statistiken bis 20%. Sie sind häufiger bei Frühgeburten sowie bei Kindern mit schwerer Asphyxie und können zusammen vorkommen mit hyalinen Membranen, mit

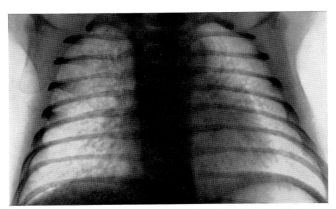

Abb. 83   Kongenitale Listeriose. Diffuse kleinfleckige Verschattung beider Lungen (aus D. Shmerling, E. Glatthaar: Acta paediat. helv. 17 [1962] 56)

Aspirationssyndrom und beim schweren Morbus haemolyticus neonatorum. Die Symptomatologie ist uncharakteristisch: Atemnot meist schon in den ersten Stunden nach der Geburt, Zyanose, Tachypnoe, kurz ein Bild, das kaum zu unterscheiden ist von jenem bei hyalinen Membranen. Blutiger Schaum vor Mund und Nase ist pathognomonisch, tritt aber meistens erst kurz vor dem Tod auf. Das Röntgenbild ist nicht einheitlich. Manchmal werden grob noduläre Verschattungen gefunden, manchmal auch, bei intraalveolären Blutungen, das Bild der Überblähung mit streifig vermehrter Lungenzeichnung und gelegentlich ein retikulogranuläres Muster wie bei den hyalinen Membranen. Homogene Verschattungen größerer Bezirke ist selten. Über die Pathogenese ist nichts Sicheres bekannt.

Pneumothorax

Zum Luftaustritt aus den Alveolen ins interstitielle Gewebe oder in den Pleuraspalt kann es durch Überdehnung infolge Ventilmechanismus kommen, z. B. bei Aspiration fester Bestandteile, ferner bei Überdehnung durch künstliche Beatmung, vielleicht auch durch den enormen Unterdruck beim ersten Atemzug (238).

Der Pneumothorax ist beim Neugeborenen häufiger als in jedem anderen Lebensabschnitt. Wie oft er vorkommt, weiß man nicht genau, weil kleinere Luftansammlungen der Beobachtung entgehen.

Symptome: Beim partiellen Pneumothorax, der nicht zum vollständigen Kollaps einer Lunge führt, sind die Symptome geringfügig: Tachypnoe und leichte Dyspnoe. Manchmal wird der Pneumothorax zufällig bei einer Röntgenuntersuchung aus anderen Gründen entdeckt. Beim totalen Pneumothorax sind Tachypnoe und Dyspnoe sehr deutlich, beim Spannungspneumothorax kann die Atemnot lebensbedrohlich werden. Die Krankheit kann schon sehr bald nach der Geburt einsetzen, manchmal aber auch erst nach einigen Tagen. In den schwereren Fällen ist die befallene

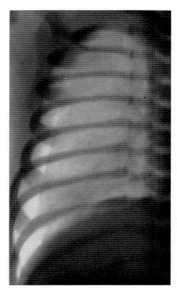

Abb. 84   Gewöhnlicher Pneumothorax des Neugeborenen

Thoraxseite manchmal vorgewölbt, die Lungengrenzen stehen tief, und das Atemgeräusch ist abgeschwächt oder aufgehoben. Ausschlaggebend für die Diagnose ist das Röntgenbild mit dem Luftmantel und der gleichmäßigen Verdichtung der mehr oder weniger kollabierten Lunge (Abb. 84). Beim Spannungspneumothorax kommt es zur starken Verschiebung des Mediastinums (Abb. 85). Ein partieller Pneumothorax kann durch Falten vorgetäuscht werden, welche die schlaffe Haut des Neugeborenen bei Rückenlage bildet und die ungefähr in der Richtung einer Pneumothoraxgrenze verlaufen (Abb. 86) (242). Die früher nicht seltene Fehldeutung kann vermieden werden, wenn man genau darauf achtet, ob die Grenzlinie bis unter das Zwerchfell verläuft. Im Zweifelsfall klärt eine Aufnahme in aufrechter Haltung die Lage. Ähnliche Bilder wie ein totaler Pneumothorax kann das kongenitale lobäre Emphysem (s. S. 98) hervorrufen sowie eine stark geblähte Zyste.

Therapie: Der partielle Pneumothorax braucht keine Behandlung. Wird eine größere Luft-

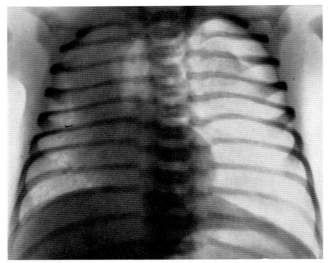

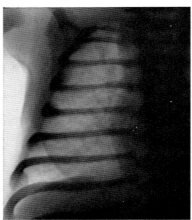

Abb. 85   Spannungspneumothorax des Neugeborenen

Abb. 86   Pseudopneumothorax, durch Hautfalte vorgetäuscht

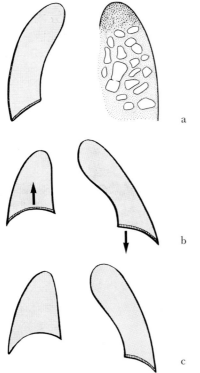

Abb. 87   Zwerchfellanomalien: a) pleuroperitonäale Zwerchfellhernie, b) Relaxation infolge Lähmung, c) Relaxation infolge Muskelaplasie

ansammlung festgestellt, so sind die Kinder genau zu überwachen, weil sich plötzlich Überdrucksymptome einstellen können. Bei starker Atemnot ist zu punktieren und evtl. eine Dauersaugdrainage anzulegen.

Zwerchfellanomalien

Anomalien des Zwerchfells können manchmal zu schweren Atemstörungen schon beim Neugeborenen führen. In Frage kommen: Zwerchfellhernie, Zwerchfellähmung und Hypoplasie oder Aplasie der Zwerchfellmuskulatur (Abb. 87).

Zwerchfellhernie

Im Zuge der komplexen Entwicklung des Zwerchfells können verschiedene Lücken offenbleiben (s. b. 3). Die wichtigste ist die posterolaterale, die links etwa 5mal häufiger ist als rechts. Sie ist der Überrest der frühembryonal ganz offenen Verbindung zwischen Bauch und Brusthöhle (pleuroperitonäaler Kanal). Ein Entwicklungsstillstand in diesem Stadium, bevor die serösen Häute einwachsen, beläßt eine völlig offene Lücke,

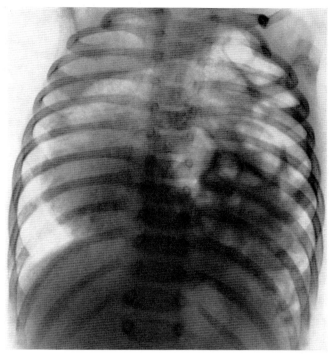

Abb. 88   Pleuroperitonäale Zwerchfellhernie. Die ganze linke Thoraxseite ist mit Darmschlingen gefüllt. Starke Verdrängung des Mediastinums nach rechts

so daß die Baucheingeweide frei, ohne Bruchsack, in die Brusthöhle übertreten können. Bei einer Minderzahl dieser im angelsächsischen Sprachgebrauch zu Unrecht nach Bochdalek benannten Hernie ist das Peritonäum entwickelt, so daß ein gewisses Hindernis besteht. Bei der bruchsackfreien Form können die Baucheingeweide – Colon, Dünndarm, Magen, Leber – die Pleurahöhle völlig ausfüllen, die Lunge total komprimieren und das Mediastinum erheblich verdrängen (Abb 88). Ist ein Bruchsack vorhanden, so füllt der Bauchinhalt nur einen Teil der Brusthöhle aus.

Die klinischen Symptome können sehr schwer sein, ja ein Teil der Neugeborenen kommt überhaupt nicht zum Atmen und stirbt gleich nach der Geburt. Bei anderen treten schwere Atemnot und Zyanose dann auf, wenn sich der Darm mit Luft füllt. Wenn viel Bauchinhalt im Thorax liegt, ist der Bauch eingezogen. In anderen Fällen ist die Störung weniger schwer. Der Klopfschall über der betroffenen Seite kann normal sein, wenn lufthaltiger Darm den Platz der Lungen einnimmt. Das Atemgeräusch ist abgeschwächt oder aufgehoben. Pathognomonisch sind Darmgeräusche. Das Röntgenbild mit den lufthaltigen Darmschlingen im Thoraxraum ist recht charakteristisch, wird aber gelegentlich mit einer Zystenlunge verwechselt. Eine Kontrastfüllung schafft im Zweifelsfall Klarheit, sollte aber möglichst vermieden werden. Hat man die Diagnose einmal gestellt, so ist die chirurgische Intervention angezeigt, manchmal äußerst dringend.

Die vorderen retrosternalen Hernien sind wesentlich seltener und werden meist erst bei älteren Kindern entdeckt. Je nach Inhalt erscheinen sie als retrosternale Tumoren oder „Zysten“. Eine Kontrastfüllung klärt die Lage meistens rasch.

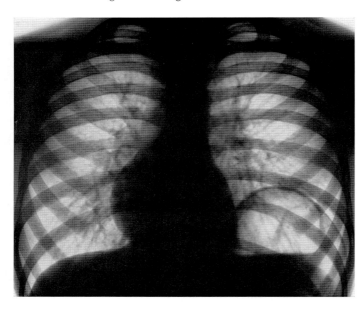

Abb. 89 Relaxation des linken
Zwerchfells

Relaxatio diaphragmatis

Ein einseitiger Zwerchfellhochstand kann entweder durch eine Phrenikuslähmung oder durch einen Muskeldefekt bedingt sein. Die Lähmung des Zwerchfelles tritt gewöhnlich zusammen mit einer Plexuslähmung des Armes auf.

Beim Muskeldefekt besteht das Zwerchfell lediglich aus einem häutigen Gebilde. Dieser Zustand wird auch mit dem völlig unpassenden und irreführenden Namen „Eventration" belegt. Bei beiden Formen der Relaxatio steht das Zwerchfell hoch, bewegt sich gar nicht oder paradox (Schaukelbewegung, häufiger bei der Lähmung), was noch zur Verschlechterung der Atemleistung beiträgt. Die klinischen Symptome sind uncharakteristisch, und die Diagnose beruht auf der Röntgenuntersuchung (Abb. 89).

Die Folgen der ungenügenden Belüftung sind häufige Infekte, die bei Säuglingen zu bedrohlicher Dyspnoe führen können. Die Therapie besteht in einer Raffung des Zwerchfells, womit vermehrter Atemraum geschaffen wird.

Seltene Ursachen des Atemnotsyndroms

Wilson-Mikity-Syndrom

1960 beschrieben WILSON u. MIKITY (244) eine Form der Atemstörungen bei Frühgeburten, die sich von den hyalinen Membranen durch späteren Beginn und langwierigen Verlauf und ein ganz besonderes Muster im Röntgenbild unterscheidet. Die Krankheit beginnt einige Tage bis mehrere Wochen nach der Geburt. Das Hauptsymptom ist eine Zyanose, dann auch Tachypnoe und Dyspnoe, die aber viel weniger ausgeprägt sind als bei den hyalinen Membranen. Manchmal besteht Keuchen und Husten. Das Röntgenbild zeigt ein diffuses grobes Netzwerk von Verdichtungen, durchsetzt von kleinen Zysten, die im späteren Verlauf wachsen können. Der Verlauf zieht sich über Wochen hin; etwa die Hälfte der Kinder stirbt. Die Ätiologie ist unbekannt. Pathologisch-anatomisch findet sich ein mäßiges bis ausgesprochenes Emphysem, manchmal eine interstitielle Fibrose, die jener beim Hamman-Rich-Syndrom sehr ähnlich sein kann.

Kongenitale Lymphangiektasie (231)

Die Anomalie ist den Pathologen schon lange bekannt, hat aber erst in letzter Zeit das Interesse des Klinikers erweckt. Die Lungen sind von Strängen durchzogen, die aus einem dichten Netz zystischer Hohlräume bestehen, ohne Verbindung zu Blutgefäßen oder Lufträumen. Die Symptome schwerer Atemnot treten sofort nach der Geburt oder innerhalb von Stunden auf. Sauerstoffbeatmung bleibt ohne Wirkung. Die Prognose ist schlecht; mehr als die Hälfte der Kinder stirbt am ersten Lebenstag.

Die Diagnose kann aus dem Röntgenbild gestellt werden. Es zeigt ein gleichmäßig verteiltes mittel- bis grobretikuläres Maschenwerk, durchsetzt von rundlichen Aufhellungen. Das Muster ist deutlich gröber als jenes bei den hyalinen Membranen. Eine Therapie ist nicht bekannt.

Zystische Lungenadenomatose (235)

(Synonym: "congenital cystic adenomatoid malformation of the lung")

Diese seltene Anomalie (etwa 30 publizierte Fälle) besteht in einer starken Vergrößerung eines Lappens mit Verdrängung des Mediastinums. Die normale Struktur ist ersetzt durch adenomartige Wucherung der Bronchioli respiratorii und der Ductuli alveolares, durchsetzt mit Zysten verschiedener Größe.

Die Symptome sind jene der Atemnot. Über der befallenen Seite ist das Atemgeräusch abgeschwächt. Die Diagnose kann aus dem Röntgenbild gestellt werden: unregelmäßig strukturierte, von lufthaltigen Zysten durchsetzte Masse, die den Raum eines Lappens einnimmt, das Mediastinum verdrängt und die übrigen Lungenteile komprimiert.

Die Therapie der Wahl ist die sofortige Resektion, die in mehreren Fällen erfolgreich durchgeführt worden ist.

Hydrothorax

Die Kinder mit dieser Anomalie sind nicht fähig zu atmen. Nach einigen Versuchen mit starken Einziehungen des Thorax tritt Atemstillstand ein. Die Handbeatmung stößt auf auffallend starken Widerstand. Die Diagnose kann aus dem Röntgenbild gestellt werden (230): maximale Inspirationsstellung mit nach oben gerichteten vorderen Rippenenden („Krabbenfüße") und homogene Verschattung beider Lungen („weißer Thorax"). Nach Punktion und Ablassen der klaren Flüssigkeit können sich die Kinder vollständig erholen.

Erkrankungen der Pleura

Die Pathologie der Pleuraerkrankungen wird beherrscht von den entzündlichen Pleuraergüssen. Nicht-entzündliche Ergüsse spielen eine viel kleinere Rolle und eine noch kleinere alle übrigen Brustfellerkrankungen.

Pleuritis

Die Pleuritis ist stets eine Begleiterkrankung von pathologischen Prozessen in anderen Organen, meist in den Lungen. Diese sind nicht immer erkennbar, besonders nicht in den Anfangsstadien, so daß der Begriff der „idiopathischen Pleuritis" geprägt worden ist. Das ist eine Verlegenheitsdiagnose, der man nach Möglichkeit aus dem Wege gehen sollte.

Pleuritis sicca

Die Pleuritis sicca – charakterisiert durch Fibrinauflagerungen auf der Pleura, ohne Erguß – zeigt sich klinisch durch Schmerzen bei der Atmung und durch das Reibegeräusch. Dieses ist so charakteristisch, daß es kaum mit anderen Auskultationsphänomenen verwechselt werden kann, höchstens noch mit gewissen sehr feinblasigen ohrnahen Rasselgeräuschen. Diese sind aber auf die Inspiration beschränkt, während das Reiben sich über beide Atemphasen erstreckt. Die trockene Pleuritis kann im Bereich entzündlicher Lungenerkrankungen verschiedener Art auftreten, sie kann auch Beginn oder Endphase einer exsudativen Pleuritis sein.

Pleuritis exsudativa
(Synonym: Pleuritis serofibrinosa)

Bei dieser Pleuritisform besteht ein leicht trüber Pleuraerguß mit einem spezifischen Gewicht von über 1015 und einem Eiweißgehalt von über 3%. Die Zellzahl beträgt mindestens 250/cmm.

Ätiologie. Vor nicht allzu langer Zeit stand die *Tuberkulose* – wenigstens bei großen Ergüssen – so sehr im Vordergrund, daß andere Ursachen kaum in Betracht gezogen werden mußten. Mit dem starken Rückgang der Kindertuberkulose hat sich das geändert. Häufigkeitszahlen aus den letzten Jahren sind mir nicht bekannt. Die Tuberkulose dürfte aber immer noch an erster Stelle stehen. Deswegen ist hier zunächst von ihr die Rede. Nur wenn sehr gewichtige Gründe dagegen sprechen, darf man sie ausschließen und von einer antituberkulösen Therapie absehen. Beim Kind steht – im Gegensatz zum Erwachsenen – die Pleuritis in enger zeitlicher Beziehung zur Primärinfektion. Nach WALLGREN (250) treten fast alle Fälle in den ersten 6 Monaten nach der Manifestation der Primärtuberkulose auf. Die Pleuritis ist eine Erkrankung des Schulalters. Sie kommt zwar auch beim Kleinkind, ja sogar beim Säugling vor, aber ganz erheblich seltener.

Pathogenese. Ein Pleuraerguß entsteht dann, wenn bei einem sensibilisierten Patienten Tuberkelbakterien in den Pleuraspalt gelangen. Der Ausgangspunkt ist entweder ein subpleural gelegener Primärherd oder dann ein Lymphknoten. Die Pleuritis findet sich nämlich fast immer auf der Seite des Primärkomplexes; sie ist selten doppelseitig. Es ist sehr unwahrscheinlich, daß sie auf hämatogenem Weg entsteht. Prognostisch ist sie beim Kind – im Gegensatz zum Erwachsenen – ohne Bedeutung, d. h. daß Primärinfektionen mit Pleuritis nicht anders verlaufen als solche ohne sie (248).

Symptomatologie. Meist beginnt die Pleuritis akut mit Fieber und Dyspnoe, manchmal auch mit Schmerzen bei der Atmung. Bei Sanatoriumspatienten haben wir aber in etwa einem Viertel der Fälle völlig afebrile Verläufe gefunden. Es ist nicht selten vorgekommen, daß größere Pleuraergüsse anläßlich von Routineuntersuchungen bei Kindern festgestellt wurden, die sich völlig wohl fühlten und eine normale Temperaturkurve aufwiesen. Die klassischen Symptome des Pleuraergusses sind Dämpfung und abgeschwächtes oder ganz aufgehobenes Atemgeräusch. Der Stimmfremitus kann nur beim älteren Kind geprüft werden: er ist stark abgeschwächt oder

aufgehoben. Bei kleinen Kindern kann infolge der engen räumlichen Verhältnisse das Atemgeräusch manchmal auch über einem Erguß gehört werden. Nicht zu vergessen ist die Inspektion des Thorax. Das Zurückbleiben einer Seite soll zu genauer Untersuchung Anlaß geben. Die erwähnten auskultatorischen und perkutorischen Symptome sind meist, aber nicht immer eindeutig. Atelektasen, manchmal aber auch infiltrative Prozesse können zu den gleichen Erscheinungen führen. Eine wichtige Hilfe gibt das Röntgenbild: Kleinste Ergüsse füllen den phrenikostalen Winkel aus, etwas größere führen zu einem sog. Mantelschatten (Abb. 90), noch größere zu der bekannten dichten dreieckförmigen Verschattung des Unterfeldes mit Spitze an der Thoraxwand. Sehr große Ergüsse verdrängen die Mediastinalorgane nach der Gegenseite. Bei kleinen Ergüssen, die sich u. U. hinter dem Herzschatten verstecken, kann die Aufnahme in horizontaler Seitenlage weiterhelfen. Der Erguß schiebt sich dann aus den unteren Partien entlang der Thoraxwand gegen das Oberfeld und wird so besser erkennbar (Abb. 91).

Viel Interesse haben *interlobäre Ergüsse* und die sog. Pleuritis mediastinalis erweckt. Zwei-

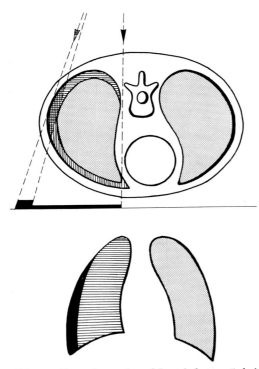

Abb. 90 Entstehung des „Mantelschattens" bei schmalem Pleuraerguß

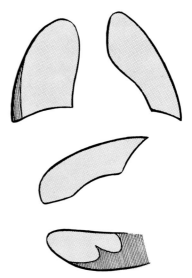

Abb. 91 Bessere Darstellung eines kleinen Pleuraergusses durch Seitenlagerung

fellos kann sich ein parietaler Erguß auch in die Interlobien hinein erstrecken. Mit der Diagnose isolierter interlobärer Ergüsse muß man aber sehr vorsichtig sein. Die vor allem in Seitenaufnahmen sehr gut erkennbaren dichten Schattenbänder zwischen Unter- und Mittellappen haben sich in bronchographischen Untersuchungen meist als atelektatische Mittellappen entpuppt. Die sog. Pleuritis mediastinalis superior („Segelschatten") ist durch den Thymus bedingt (s. S. 64), die sog. Pleuritis mediastinalis inferior durch einen atelektatischen Unterlappen oder ein Unterlappensegment.

Verlauf. Die Erkrankung dauert in der Regel 2–3 Wochen, die Ergüsse werden fast immer vollständig resorbiert, Schwartenbildung mit Schrumpfung ist selten. Als Folge der Pleuritis kann eine Skoliose auftreten (175).

Diagnose. Ein Pleuraerguß ist klinisch und radiologisch mit genügender Sicherheit erkennbar. Für die genauere Diagnose ist aber eine Punktion unerläßlich. Sie erlaubt, ein beginnendes Empyem von der serofibrinösen Pleuritis abzugrenzen, ferner die Erkennung der beim Kind eher seltenen Transsudate und der Begleitergüsse bei Malignomen. Sie erlaubt ferner die bakteriologische Untersuchung. Tuberkelbakterien sind im direkten Verfahren sozusagen nie zu finden. Die Ausbeute der Kulturen wird von den verschiedenen Laboratorien sehr verschieden angegeben. Im günstigsten Fall können bei etwa drei Viertel der Fälle Tuberkelbakterien nachgewiesen werden. Andere Berichte nennen nur 20%. Neuerdings wird die Nadelbiopsie der Pleura empfohlen, die dann ungefährlich ist, wenn man im Bereich eines größeren Ergusses punktieren kann. Für die Diagnose der tuberkulösen Natur eines Ergusses muß man vor allem eine positive Tuberkulinprobe verlangen. Aussagekräftiger ist ein Umschlag von negativ zu positiv, der etwa ein halbes Jahr zurückliegt. Eine positive Kultur ist, wenn überhaupt, auf alle Fälle erst erhältlich, nachdem die akuten Erscheinungen abgeklungen sind. Das gleiche gilt auch für den röntgenologischen Nachweis von Hiluslymphomen oder eines Primärkomplexes, die ja in der Regel zunächst durch den Erguß verdeckt sind. Bei den meisten frischen Fällen muß also die ätiologische Diagnose zunächst offenbleiben.

Therapie. Weil die Tuberkulose noch immer im Vordergrund steht, hat sich die Therapie nach dieser zu richten. Die antituberkulöse Behandlung entspricht jener der Primärtuberkulose (s. S. 99). Sie darf nur in Fällen mit sicher negativer Tuberkulinprobe unterlassen werden. Kortikosteroide können die Fieberperiode abkürzen und auch die Resorption beschleunigen. Bei dem meist gutartigen Verlauf kann man gewöhnlich auf sie verzichten; sie leisten aber bei großen Ergüssen und schwereren Krankheitssymptomen eine gute Hilfe. Entlastungspunktionen sind nur bei großen Ergüssen mit Dyspnoe indiziert.

Andere Formen der Pleuritis exsudativa. Kleinere Ergüsse kommen bei den verschiedensten Formen von Pneumonien vor, sowohl bei den bakteriellen wie bei den durch Viren oder Mykoplasmen verursachten. Auch ein eosinophiles Lungeninfiltrat kann – wenn auch selten – von einem Pleuraerguß begleitet sein. Die Pleuritis exsudativa rheumatica tritt gewöhnlich zusammen mit einer Perikarditis auf der Höhe des rheumatischen Schubes auf. Ausnahmsweise kann aber die Pleuritis auch ganz zu Beginn der Krankheit vorkommen. Differentialdiagnostisch kommen die durch die rheumatische Herzkrankheit bedingten Transsudate in Frage.

Pleuritis purulenta (Pleuraempyem)

Die Infektion der Pleura mit Eitererregern ist fast immer die Folge einer Pneumonie. Vereinzelt können die Keime aus einem subphrenischen Abszeß einwandern. Eine direkte hämatogene Infektion kommt nicht vor.

Erreger. Im Verlauf der letzten 20 Jahre hat sich ein radikaler Wandel vollzogen: Während früher die Pneumokokken an erster Stelle standen, beherrschen heute die Staphylokokken das Feld in einem solchen Ausmaß, daß man aus einem Pleuraempyem fast mit Sicherheit auf eine Staphylokokkenpneumonie schließen kann. Eine Sammelstatistik findet sich in Tab. 3.

Tabelle 3   Häufigkeit der Erreger beim Pleuraempyem (aus K. D. BACHMANN: Pleuraempyem. In: Handbuch der Kinderheilkunde, Bd. VII, hrsg. von H. OPITZ u. F. SCHMID. Springer, Berlin 1966)

	1889–1928	1934–38	1948–55
Pneumokokken	63%	65%	9%
Streptokokken	10	9	3
Staphylokokken	20	13	83
Haemophilus influenzae	7	6	–
Andere	–	7	5

Im eigenen Krankengut fanden sich 1928–1939 in der Hälfte der Fälle Pneumokokken und in einem Viertel Staphylokokken, 1950–1959 keine Pneumokokken und bis vier Fünftel Staphylokokken (249).

Die bakteriologische Diagnose muß bei der ersten Punktion gestellt werden. Ist eine antibiotische Therapie bereits eingeleitet, so wachsen die Keime oft nicht mehr. Die nicht unbeträchtliche Zahl von Fällen mit sterilem Eiter (bei uns ein Viertel) dürfte hierauf zurückzuführen sein.

Die *Altersverteilung* deckt sich im wesentlichen mit jener bei der Staphylokokkenpneumonie. Nach einer größeren Sammelstatistik (245) ergibt sich, daß 77% der Fälle Säuglinge betreffen, davon 60% solche im ersten halben Jahr. Weitere 9% entfallen auf das zweite Lebensjahr, die restlichen 13% auf ältere Kinder.

Klinisches Bild. Man hat früher das parapneumonische vom postpneumonischen Empyem unterschieden. Diese Form kommt heute kaum noch vor, höchstens als Spätempyem bei ungenügender antibiotischer Behandlung. Wie bei der Staphylokokkenpneumonie besprochen, kann das Empyem so frühzeitig auftreten, daß es am Beginn der klinischen Erkrankung steht. Gewöhnlich gehen aber einige

Tage mit pneumonischen Symptomen voraus. Das Empyem kündigt sich dann durch Zunahme der Dyspnoe und Verschlechterung des Allgemeinzustandes an. Die große Resorptionsfläche der Pleura erklärt das häufig toxische Bild, das bis zum schweren Schock gehen kann. Gewöhnlich besteht Fieber. Es gibt aber, besonders beim Säugling, afebrile Verläufe. Manchmal weist die Verzögerung der Entfieberung bei einer Pneumonie auf eine pleurale Komplikation hin. Die physikalischen und röntgenologischen Symptome sind jene des Pleuraergusses. Das weiße Blutbild trägt wenig zur Diagnose bei. Meist besteht eine neutrophile Leukozytose, es kommen aber auch normale Leukozytenzahlen vor.

Eine häufige Komplikation ist der *Spontanpneumothorax*, oft mit Überdruck (Spannungspyopneumothorax, Abb. 92). Unter unseren eigenen Patienten trat er bei jedem sechsten auf. Er ist Folge des Durchbruchs eines Abszesses in die Pleurahöhle, gelegentlich auch verursacht durch eine zu weit vorgedrungene Punktionsnadel. Er führt zu einer plötzlichen Verstärkung der Dyspnoe, die bedrohliche Formen erreichen kann, und zu einer Verschlechterung des Allgemeinbefindens.

Zur exakten *Diagnose* ist eine Pleurapunktion unerläßlich. Ganz zu Beginn ist das Exsudat noch wenig getrübt. Manchmal ist es bräunlich oder hämorrhagisch, später dann typisch eitrig.

Prognose. Sie ist immer noch ernst. In manchen Statistiken aus der antibiotischen Zeit werden bis zu 30% Todesfälle gemeldet. In unserem eigenen Material (249) waren es 10% (davon die Hälfte moribund eingewiesen). Die Unterschiede dürften abgesehen von der therapeutischen Technik vor allem davon abhängen, wie groß der Anteil der ganz jungen Säuglinge ist.

Therapie. Die zwei wichtigsten Maßnahmen sind Verabreichung von Antibiotika und Entleeren des Eiters. Die antibiotische Therapie kann gezielt nur anhand der Resistenzprüfung durchgeführt werden. Bis deren Resultate vorliegen oder bei sterilen Kulturen ist davon

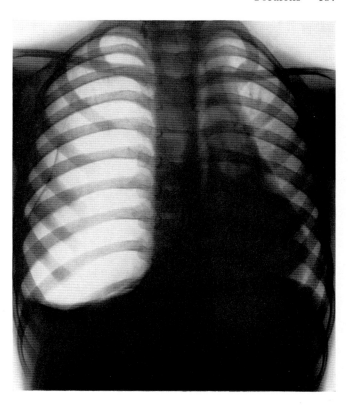

Abb. 92   Spannungspyopneumothorax. 4jähriges Mädchen

auszugehen, daß mit größter Wahrscheinlichkeit Staphylokokken die Ursache sind. Dem-
entsprechend sind halbsynthetische Penizilline die Mittel der Wahl, entweder in der
intravenösen Infusion oder per os. Der Nutzen
von intrapleuraler Instillation von Antibiotika ist umstritten. – Bei kleinen Ergüssen
und solchen, die noch dünnflüssig sind, kann
man zunächst auf die Pleuradrainage verzichten. Bei größeren Eiteransammlungen ist sie
aber indiziert; sie ist dringend beim Spannungspneumothorax. Am wirkungsvollsten
sind die Saugpumpen. Sie haben gegenüber
der früher vielfach verwendeten Bülauschen
Heberdrainage erhebliche Vorteile. Die richtige Lage des Katheters muß röntgenologisch
kontrolliert werden. Die Drainage wird be-
lassen, bis kein Eiter mehr abfließt und die
Lunge sich ausgedehnt hat. Kleine Rest-
ergüsse verschwinden von selbst, sofern der

infektiöse Prozeß beherrscht wird. Bei frühzeitigem Beginn und sachgemäßer Durch-
führung der skizzierten Behandlung wird
man in der großen Mehrzahl der Fälle in
etwa 2 Wochen zum Ziel kommen. Bleibt eine
Resthöhle, die gewöhnlich von fibrinösen
Membranen ausgekleidet ist und eingedickten
Eiter enthält, oder füllt sich ein Pneumothorax
infolge offener Fistel nach Aussetzen der
Drainage immer wieder auf, so ist die chirurgische Intervention (Dekortikation) angezeigt.
Die Indikationsstellung ist nicht immer leicht.
Man hat unter anderem auch zu berücksichtigen, daß der Eingriff um so schwieriger wird,
je länger man zuwartet und je fester die
Schwarten haften.
Bei schwerkranken Kindern werden am An-
fang oft Sauerstoff und i. v. Infusionen zur
Behebung der meist bestehenden Azidose
nötig sein.

Hämothorax

Der Hämothorax ist meist traumatisch bedingt. Besonders bei schweren Verkehrsunfällen ist damit zu rechnen. Seltenere Ursachen sind hämorrhagische Diathesen, Malignome und Gefäßrisse beim Spontanpneumothorax. Die Nachblutungen nach intrathorakalen Operationen sollen hier außer Betracht bleiben. Kleine Blutungen machen kaum Symptome. Bei größeren tritt Dyspnoe auf infolge Kompression der Lunge; ganz große Blutergüsse führen zum Schock. Die Blutung geht manchmal langsam vor sich; die Gerinnung ist oft verzögert. Die physikalischen Symptome sind jene eines Pleuraergusses. Die Diagnose muß durch Punktion sichergestellt werden. Wenn die Blutung nicht zum Stehen kommt, ist ein sofortiger chirurgischer Eingriff angezeigt. Steht sie, so sollte das Blut entfernt werden, sobald es der Zustand erlaubt. Gelingt dies nicht durch einfache Punktion, so gibt es zwei Wege: Injektion von fibrinolytischen Enzymen (Streptokinase und Streptodornase), die aber oft eine erhebliche Allgemeinreaktion mit Pleuraschmerz erzeugen, oder Thorakotomie mit Ausräumung. Es ist wichtig, daß das Hämatom entfernt wird, weil es sonst zur Verschwartung und späteren Funktionseinbuße kommt. Ein liegenbleibender Bluterguß birgt auch die Gefahr der Infektion und damit des Empyems in sich.

Chylothorax

Der Chylothorax (247, 251) ist eine seltene Krankheit, die schon beim Neugeborenen vorkommt. Sie beruht auf dem Austritt von Chylus aus dem Ductus thoracicus in die Pleurahöhle, für die es mehrere Gründe gibt. Am häufigsten sind Verletzungen durch Unfälle oder durch intrathorakale Operationen bedingt. Beim Neugeborenen kommen Mißbildungen oder völliges Fehlen des Ductus thoracicus in Frage. Auch Arrosionen durch tuberkulöse Lymphknoten sind beschrieben.

Die Symptome – meist linksseitig – sind jene des Pleuraergusses. Die Punktion ergibt eine milchig-trübe Flüssigkeit. Der Fettgehalt liegt bei 1–1,5%. Über die Hälfte der Fälle heilt spontan nach mehreren Punktionen aus. Bei den übrigen muß u. U. der Versuch einer chirurgischen Behandlung erwogen werden. Ein wichtiges therapeutisches Problem ist der Ersatz der durch die Punktion verlorenen Nährstoffe.

Pneumothorax

Der Pneumothorax ist beim Neugeborenen nicht selten (s. S. 127). In der späteren Kindheit kommt er vor allem bei der Staphylokokkenpneumonie vor (s. S. 72). Er kann sich auch nach Eingriffen wie Lungenpunktion, Bronchoskopie oder Tracheotomie (hier zusammen mit Mediastinalemphysem) einstellen. Der sog. *idiopathische Spontanpneumo-* *thorax,* wie er beim Erwachsenen wohl bekannt ist, kommt nur beim älteren Kind vor. Er beruht, wie Thorakoskopien gezeigt haben, auf der Ruptur von oberflächlich gelegenen Zysten oder Emphysemblasen. Es ist charakteristisch, daß in diesen Fällen keine Krankheit vorausgeht und die Lungen röntgenologisch normal aussehen. Manchmal macht sich der Pneumothorax durch einen plötzlichen Schmerz bemerkbar, andere Male nur durch eine leichte bis mäßige Dyspnoe. Diese Symptome können bei einer besonderen Anstrengung auftreten. Die physikalischen Zeichen sind hyposonorer Klopfschall mit tiefstehender Grenze sowie abgeschwächtes bis aufgehobenes Atemgeräusch. Das Röntgenbild läßt den Pneumothorax klar erkennen. Schwierigkeiten können gelegentlich in der Differentialdiagnose gegenüber großen geblähten Zysten auftreten. Besteht nur ein schmaler Luft-

mantel, so erfolgt die Resorption in kurzer Zeit von selbst. Bei stärkerer Kompression der Lunge wird am besten ein Drain eingeführt und die Luft während einiger Zeit abgesaugt. Bei einem kleinen Teil der Patienten führt diese Maßnahme nicht zum Ziel, und der Pneumothorax füllt sich immer wieder auf. In einem solchen Fall ist die Eröffnung des Thorax mit Verschluß der Fistel angezeigt. Ebenfalls operativ anzugehen sind jene seltenen Fälle, bei denen der Pneumothorax immer wieder rezidiviert.

Mediastinitis

Eine Infektion des Mediastinums kann Folge von Verletzungen, vor allem Ösophagusperforation, sein, aber auch fortgeleitet entstehen, z. B. von retropharyngealen Abszessen oder Pneumonien. In Anbetracht der reichlich vorhandenen Lymphbahnen ist es erstaunlich, daß die Mediastinitis eine seltene Erkrankung ist.
Sie verläuft akut, zuerst unter den Symptomen der Allgemeininfektion. Erschwerte Atmung, Schmerzen bei der Inspiration und beim Schlucken geben einen Hinweis. Beim Säugling soll eine Stakkatoinspiration typisch sein,

ferner Singultus. Schwellungen in der oberen Thoraxapertur, Ödem des Gesichtes und der Thoraxwand sind Spätsymptome. Bei Ösophagusverletzungen kann es zu einem Mediastinalemphysem kommen. Im Röntgenbild erscheint das Mediastinum verbreitert, zuerst scharf begrenzt, später verwischt.
Intensive antibiotische Therapie ist die wichtigste Maßnahme. Bei Atemnot kann die Intubation, bei Verdacht auf Abszeßbildung eine chirurgische Intervention notwendig werden (246).

Literatur

Übersichten

1 *Caffey, J.:* Pediatric X-Ray diagnosis, 5. Aufl. Year-book Medical Publishers, Chicago 1957
2 *Gellis, S. S., B. M. Kagan:* Current pediatric therapy 4. Saunders, Philadelphia 1970
3 *Grob, M.:* Lehrbuch der Kinderchirurgie. Thieme, Stuttgart 1957
4 *Hinshaw, H. C.:* Diseases of the chest, 3. Aufl. Saunders, Philadelphia 1969
5 *Kendig, E. L.:* Disorders of the respiratory tract in children. Saunders, Philadelphia 1967
5a *Singleton, E. B., M. L. Wagner:* Radiologic atlas of pulmonary abnormalities in children. Saunders, Philadelphia 1971
6 *Wiesmann, E.:* Medizinische Mikrobiologie. Thieme, Stuttgart 1969
7 Handbuch der Kinderheilkunde, Bd. VII, hrsg. von *H. Opitz* u. *F. Schmid.* Springer, Berlin 1966

Untersuchungsmethoden; Therapeutische Methoden

8 *Avery, M. E.* u. Mitarb.: Mist therapy. Pediatrics 39 (1967) 160
9 *Comroe, J. H.* u. Mitarb.: Die Lunge. Schattauer, Stuttgart 1964
10 *Doesel, H.:* Das chronisch-bronchitische Syndrom im Kindesalter aus der Sicht des Bronchologen. Prax. Pneumol. 24 (1970) 676
11 *Ebel, K. D., E. Willich:* Die Röntgenuntersuchung im Kindesalter. Springer, Berlin 1968
12 Editorial: Diagnostic lung puncture. Pediatrics 44 (1969) 471
13 *Klein, J. O.:* Diagnostic lung puncture in the pneumonias of infants and children. Pediatrics 44 (1969) 486
14 *Marget, W., M. Kienitz:* Praxis der Antibiotika-Therapie im Kindesalter, 2. Aufl. Thieme, Stuttgart 1966
15 *Polgar, G., V. Promadhat:* Pulmonary function testing in children: techniques and standards. Saunders, Philadelphia 1971
16 *Schütt, E.* u. Mitarb.: Zahnveränderungen am bleibenden Gebiß nach Tetrazyklintherapie. Paediat. Prax. 9 (1970) 501

Erkrankungen der Trachea und der Bronchien

Mißbildungen und Tumoren

17 *Clarkson, M. C.* u. *Mitarb.:* Aberrant left pulmonary artery. Amer. J. Dis. Child. 113 (1967) 373
18 *Dietzsch, H. J.* u. Mitarb.: Malformations trachéales congénitales. Bronches 19 (1969) 96
19 *Gerbeaux, J.* u. Mitarb.: La trachéomalacie du nourisson. Arch. franç. Pédiat. 22 (1965) 1175
20 *Giedion, A.:* Angeborene hohe Oesophago-trachealfistel vom H-Typus. Helv. paediat. Acta 15 (1960) 155
20a *Grob, M.:* Les fistules oesophagotrachéo-bronchiques d'orgine congénitale. Bronches 18 (1968) 161

21 *Gupta, T. G. C. M.* u. Mitarb.: Congenital bronchomalacia. Amer. J. Dis. Child. 115 (1968) 88
22 *Levin, S. J.* u. Mitarb.: Collapsible trachea (tracheomalacia): Non allergic cause of wheezing in infancy. Ann. Allergy 22 (1964) 20
23 *Weisel, W., D. Lepley:* Tracheal and bronchial adenoma in children. Pediatrics 28 (1961) 394
24 *Wissler, H.:* Stridor congenitus mit Schluckstörungen verursacht durch doppelten Aortenbogen. Ann. paediat. (Basel) 162 (1943) 281

Entzündliche Erkrankungen; Fremdkörperaspiration

25 *Baerlocher, K.* u. Mitarb.: Über die Häufigkeit der Zytomegalieinfektion. Helv. paediat. Acta 24 (1969) 1
25a *Chanock, R. M.* u. Mitarb.: Respiratory syncytial virus. J. Amer. med. Ass. 176 (1961) 647
26 *Conolly, J. H.* u. Mitarb.: A double blind trial of Prednisolon in epidemic bronchiolitis. Acta paediat. scand. 58 (1969) 116
27 *Dennis, J. L.* u. Mitarb.: Bronchiolitis in infants. J. Amer. med. Ass. 172 (1960) 688
28 *Dietzsch, H. J.:* Zum Krankheitsbild der Bronchitis circumscripta non specifica im Kindesalter. Mschr. Kinderheilk. 112 (1964) 369
29 *Dietzsch, H. J.* u. Mitarb.: Fremdkörper der Atemwege im Kindesalter. Dtsch. Gesundh.-Wes. 24 (1969) 491
30 *Disney, M. E.* u. Mitarb.: Epidemic bronchiolitis in childhood. Brit. med. J. 1960/I, 1407
31 *Doesel, H.:* Die tracheobronchiale Fremdkörperaspiration im Kindesalter. Paediat. Prax. 7 (1968) 55
32 Editorial: Severe pneumonia in young children. Brit. med. J. 1968/IV, 267
33 *Heycock, J. B., T. C. Noble:* 1230 cases of acute bronchiolitis in infancy. Brit. med. J. 1962/II, 879
34 *Holdaway, D.* u. Mitarb.: The diagnosis and management of bronchiolitis. Pediatrics 39 (1967) 924
35 *Kartagener, M.:* Die plastische, pseudomembranöse Bronchitis. In: Handbuch der inneren Medizin, Bd. IV/2, hrsg. von *H. Schwiegk:* Springer, Berlin 1956 (S. 347)
36 *Leer, J. A.* u. Mitarb.: Corticosteroid treatment in bronchiolitis. Amer. J. Dis. Child. 117 (1969) 495
37 *Reynolds, E. O. R.:* Recovery from bronchiolitis as judged by arterial blood gas tension. J. Pediat. 63 (1963) 1182
38 *Wissler, H.* u. Mitarb.: Diagnose und Therapie der chronischen Sinusitis max. des Kindes. Schweiz. med. Wschr. 84 (1954) 688

Bronchiektasen

39 *Biering, A.:* Childhood pneumonia and bronchiectasis. Acta paediat. (Uppsala) 45 (1956) 348
40 *Clark, N. S.:* Bronchiectasis in childhood. Brit. med. J. 1963/I, 80
41 *Croxatto, O. C., A. Lanari:* Pathogenesis of bronchiectasis. J. thorac. Surg. 27 (1954) 514
42 *Dietzsch, H. J., P. Wunderlich:* Das William-Campbell-Syndrom, eine Sonderform generalisierter sackförmiger Bronchiektasen. Z. Erkr. Atmungsorg. 130 (1969) 387
43 *Field, C. E.:* Bronchiectasis in childhood. Pediatrics 4 (1949) 231

44 *Field, C. E.:* Bronchiectasis: a long term follow-up of medical and surgical cases from childhood. Arch. Dis. Childh. 36 (1961) 587

45 *Glauser, E. M.* u. Mitarb.: Bronchiectasis: a review of 187 cases in children with full pulmonary function studies. Acta paediat. scand. Suppl. 165 (1966)

46 *Tannenberg, J., M. Pinner:* Atelectasis and bronchiectasis. J. thorac. Surg. 11 (1942) 571

47 *Williams, H., P. Campbell:* Generalised bronchiectasis associated with deficiency of cartilage in the bronchial tree. Arch. Dis. Childh. 35 (1960) 182

48 *Wissler, H., M. L. Hotz:* Zur Prognose der Bronchiektasen im Kindesalter. Helv. paediat. Acta 3 (1948) 475

Zystische Pankreasfibrose

49 *Beier, F. R.* u. Mitarb.: Pulmonary pathophysiology in cystic fibrosis. Amer. Rev. resp. Dis. 94 (1966) 430

50 *Bodian, M.:* Fibrocystic disease of the pancreas. Heine. mann, London 1952

51 *Carter, C. O.:* Genetical aspects of cystic fibrosis. Mod. Probl. Pediat. 10 (1967) 372

52 *Cook, C. D.* u. Mitarb.: Lung volumes and mechanics of respiration in 64 patients with cystic fibrosis of the pancreas. Pediatrics 24 (1959) 181

53 Cystic fibrosis. Proc. of the 4th international conference on cystic fibrosis Bern/Grindelwald, Sept. 1966, hrsg. von *E. Rossi* u. *E. Stoll.* Mod. Probl. Pediat. 10 (1967)

54 *Csomor, H.:* Die atypischen Formen der zystischen Pankreasfibrose. Paediat. Prax. 10 (1971) 33

55 *Di Sant Agnese, P. A.:* Bronchial obstruction with lobar atelectasis and emphysema in cystic fibrosis. Pediatrics 12 (1953) 178

56 *Di Sant' Agnese, P. A., R. C. Talamo:* Pathogenesis and pathophysiology of cystic fibrosis of the pancreas. New Engl. J. Med. 277 (1967) 1287, 1343, 1399

57 *Di Sant' Agnese, P. A.:* Cystic fibrosis in young adults. Mod. Probl. Pediat. 10 (1967) 135

58 *Doershuk, C. E.* u. Mitarb.: Evaluation of a prophylactic and therapeutic program for patients with cystic fibrosis. Pediatrics 36 (1965) 675

59 *Feigelson, J., Y. Pecan:* Bacteriologic studies of bronchial secretiones in 19 cases of cystic fibrosis. Mod. Probl. Pediat. 10 (1967) 214

60 *Goldring, R. M.* u. Mitarb.: Pulmonary hypertension and cor pulmonale in cystic fibrosis. J. Pediat. 65 (1964) 501

61 *Huang, N. N.* u. Mitarb.: Survival of patients with cystic fibrosis. Amer. J. Dis. Child. 120 (1970) 289

62 *Iacocca, V. F.* u. Mitarb.: Resp. tract bacteriology in cystic fibrosis of the pancreas. Amer. J. Dis. Child. 106 (1963) 315

63 *Kaplan, E.* u. Mitarb.: Reproductive failure in males with cystic fibrosis. New Engl. J. Med. 279 (1968) 65

64 *Lifschitz, M. I.* u. Mitarb.: Pneumothorax as a complication of cystic fibrosis. Amer. J. Dis. Child. 116 (1968) 633

65 *Matthews, L. W., C. F. Doershuk:* Measurements of pulmonary function in cystic fibrosis. Mod. Probl. Pediat. 10 (1967) 237

66 *Matthews, L. W., C. F. Doershuk:* Inhalation therapy and postural drainage for the treatment of cystic fibrosis. Mod. Probl. Pediat. 10 (1967) 297

67 *Matthews, L. W.* u. Mitarb.: Mist tent therapy of the obstructive pulmonary lesion in cystic fibrosis. Pediatrics 39 (1967) 176

68 *Moss, A. J.:* Cor pulmonale in cystic fibrosis. Mod. Probl. Pediat. 10 (1967) 187

69 *de Muth, G. R.* u. Mitarb.: Intrapulmonary gas distribution in cystic fibrosis. Amer. J. Dis. Child. 103 (1962) 129

69a *Rossi, E.:* Die moderne Behandlung der Mucoviscidose. Dtsch. med. Wschr. 95 (1970) 2133

70 *Shwachman, H.* u. Mitarb.: Studies on cystic fibrosis. Pediatrcis 36 (1965) 689

71 *Waring, W. W.* u. Mitarb.: Mucoid impaction of the bronchi in cystic fibrosis. Pediatrics 39 (1967) 166

72 *Warwick, W. J., St. Monson:* Life table studies of the mortality of cystic fibrosis. Mod. Probl. Pediat. 10 (1967) 353

Asthma bronchiale

73 *Dees, S. C.:* Development and course of asthma. Amer. J. Dis. Child. 93 (1957) 228

74 *Dees, S. C., E. L. Kendig:* Disorders of the respiratory tract in children. Saunders, Philadelphia 1967

75 Editorial: Aerosol bronchodilators and asthma mortality. Lancet 1969/II, 305

76 *Engström, I.:* Respiratory studies in children IX. Mechanics of breathing, lung volumes and ventilatory capacity in asthmatic children from attack to symptomfree status. Acta paediat. (Uppsala) Suppl. 155 (1964)

77 *Erdmann, G.:* Spätprognose bei Asthma bronchiale im Kindesalter. Respiration, Suppl. 27 (1970) 152

78 *Fanconi, G., H. Wissler:* Allergieprobleme. Helv. paediat. Acta 14 (1959) 319

79 *v. Harnack, G. A., B. Panten:* Asthma bronchiale im Kindesalter. 1. Mitt., Mschr. Kinderheilk. 105 (1957) 255

80 *v. Harnack, G. A., M. Wagemann:* Asthma bronchiale im Kindesalter, 2. Mitt., Mschr. Kinderheilk. 108 (1960) 491

81 *Holt, L. E.:* A non-allergist looks at allergy. New Engl. J. Med. 276 (1967) 1449

82 *Kraepelien, S.:* Asthma bronchiale. In: Handbuch der Kinderheilkunde, Bd. VII, hrsg. von *H. Opitz, F. Schmid.* Springer, Berlin 1966

83 Meeting on disodium cromoglycate (Lomudal®), Davos 1969, Respiration, Suppl. 27 (1970)

84 *Miller, H., D. W. Baruch:* The emotionel problems of childhood and their relation to asthma. Amer. J. Dis. Child. 93 (1957) 242

85 *Möller, K. C.:* The prognosis of bronchitis asthmoides during the first year of life. Acta paediat. (Uppsala) 44 (1955) 399

86 *Richards, W., J. R. Patrick:* Death from asthma in children. Amer. J. Dis. Child. 110 (1965) 4

87 *Schnyder, U. W.:* Neurodermitis — Asthma — Rhinitis. Int. Arch. Allergy Suppl. 17 (1960)

88 *Urban, A.:* Zusammenhänge zwischen spastischer Bronchitis und Asthma. Mschr. Kinderheilk. 109 (1961) 316

89 *Wissler, H.* u. Mitarb.: Resultate der Hochgebirgskuren bei Asthma bronchiale der Kinder. Helv. paediat. Acta 6 (1951) 223

90 *Wittig, H. J.:* Hyposensitisation therapy in treatment of allergic diseases. Amer. J. Dis. Child. 120 (1970) 578

91 *Wüthrich, B.:* Zur Bedeutung der Milbe für Hausstauballergien. Schweiz. med. Wschr. 100 (1970) 921

92 *Zachmann, M.:* Long term corticosteroid treatment and growth. Respiration, Suppl. 27 (1970) 244

Erkrankungen der Lunge

Mißbildungen

93 *Berthenod, M.:* La séquestration pulmonaire. Pédiatrie 10 (1955) 289

94 *Browder, A. J., J. G. Billingsley:* Regional obstructive lung disease in children. Amer. J. Dis. Child. 119 (1970) 322

95 *Du Bois, R., C. L. Dupuis:* Anomalies vasculaires dans les hypoplasies pulmonaires. Ann. Radiol. 8 (1965) 257

96 *Ferencz, Ch.:* Congenital anomalies of pulmonary vessels and their relation to malformation of the lung. Pediatrics 28 (1961) 993

97 *Gwinn, J. L., G. R. Barnes:* Radiologic case of the month (Scimitar Syndrome). Amer. J. Dis. Child. 114 (1967) 585

98 *Krebs, Th., K. Bühlmeyer:* Die pulmonale arteriovenöse Fistel im Kindesalter. Mschr. Kinderheilk. 116 (1968) 459

99 *Kruse, R. L., H. B. Lynn:* Lobar emphysema in infants. Proc. Mayo Clin. 44 (1969) 525

100 *Kuffer, F. u. Mitarb.:* Emphysème lobaire congénital du nourisson. Helv. paediat. Acta 20 (1965) 236

101 *Leape, L. L., L. A. Longino:* Infantile lobar emphysema. Pediatrics 34 (1964) 246

102 *Maier, H. C., W. J. Gould:* Agenesis of the lung with vascular compression of the tracheobronchial tree. J. Pediat. 43 (1953) 38

103 *Oyamada, A. u. Mitarb.:* Agenesis of the lung. Amer. J. Dis. Child. 85 (1953) 182

104 *Saegesser, F.:* Séquestration pulmonaire. Schweiz. med. Wschr. 98 (1968) 1919

105 *Shull, W. K., S. B. Kapadia:* Aneurysm of the main pulmonary artery. Amer. J. Dis. Child. 119 (1970) 507

106 *Sperling, D. R., E. J. Finck:* Intralobar bronchopulmonary sequestration. Amer. J. Dis. Child. 115 (1968) 362

107 *Wissler, H.:* Arteriovenöses Aneurysma der Lungen und Teleangiectasia haemorrhagica hereditaria Osler. Helv. paediat. Acta 8 (1953) 111

107a *Zittel, R. X.:* Das kongenitale lokalisierte Lungenemphysem. Dtsch. med. Wschr. 92 (1967) 1421

Tumoren und Zysten;
Emphysem und Atelektase

107b *Brock, R. C.:* Post-tuberculous bronchostenosis and bronchiectasis of the middle lobe. Thorax 5 (1950) 5

108 *Brügger, H.:* Kongenitales lobäres Emphysem und zystische Lungenerkrankungen im Kindesalter. Paediat. Prax. 6 (1967) 409

109 *Brunner, A.:* Lungenzysten. In: Handbuch der inneren Medizin, 4. Aufl. Bd. IV/1, hrsg. von *H. Schwiegk;* Springer, Berlin 1956 (S. 616)

110 *Caffey, J.:* On the natural regression of pulmonary cysts during early infancy. Pediatrics 11 (1953) 48

111 *Dees, S. C., A. Spock:* Right middle lobe syndrome in children. J. Amer. med. Ass. 197 (1966) 8

112 Editorial: Collapsed middle lobe. Brit. med. J. 1966/II, 845

113 *Hope, J. W., C. E. Koop:* Differential diagnosis of mediastinal masses in infancy and childhood. Pediat. Clin. N. Amer. 6 (1959) 379

114 *Kartagener, M.:* Die zystischen Veränderungen der Lungen. In: Handbuch der inneren Medizin, 4. Aufl., Bd. IV/2, hrsg. von *H. Schwiegk.* Springer, Berlin 1956 (S. 447)

115 *Keutel, J., E. Willich:* Die röntgenologische Differentialdiagnose zystischer und lokalisierter Lungenaufhellungen im Säuglings- und Kleinkindesalter. Fortschr. Röntgenstr. 109 (1968) 291

116 *Löffler, W.:* Die Lungenatelektase. In: Handbuch der inneren Medizin, 4. Aufl., Bd. IV/2, hrsg. von *H. Schwiegk;* Springer, Berlin 1956 (S. 920)

117 *MacDonald, A. M., R. A. Shanks:* Honeycomb lung and xanthomatosis. Arch. Dis. Child. 54 (1954) 127

118 *Opsahl, T., E. J. Bermann:* Bronchogenic mediastinal cysts in infants. Pediatrics 30 (1962) 372

119 *Willich, E.:* Röntgendiagnostik der Mediastinaltumoren im Kindesalter. Paediat. Prax. 9 (1970) 79

Pneumonien

120 *Bachmann, K. D..:* Zur Systematik der kindlichen Pneumonien. Mschr. Kinderheilk. 108 (1960) 91

121 *Barandun, S. u. Mitarb.:* Klinische Erscheinungsformen des Antikörpermangelsyndroms. Schweiz. med. Wschr. 88 (1958) 78

122 *Beckmann, C., H.-J. Plüss:* Pneumocystis carinii - Pneumonie im Verlauf kindlicher Leukaemien. Helv. paediat. Acta 26 (1971) 601

123 *Biró, Z.:* 12 weitere Fälle von interstieller pertussoider eosinophiler Pneumonien des Säuglings. Helv. paediat. Acta 15 (1960) 135

124 *Blum, A.:* Pneumocystis carinii. Schweiz. med. Wschr. 96 (1966) 471

125 *Botsztejn, A.:* Die interstitielle pertussoide eosinophile Pneumonie des Säuglings. Ann. paediat. (Basel) 175 (1941) 28

126 *Breton, A. u. Mitarb.:* Les bronchopneumopathies à virus de l'enfant. Bibl. paediat. (Basel) 77 (1961) 64

127 *Carson, M. J. u. Mitarb.:* Thirteen boys with progressive septic granulomatosis. Pediatrics 35 (1965) 405

127a *Ceruti, E. u. Mitarb.:* Staphylococcal pneumonia in childhood. Amer. J. Dis. Child. 122 (1971) 386

128 *Clyde, W. A., F. W. Denny:* Mycoplasma infections in childhood. Pediatrics 40 (1967) 669

129 *Cremer, H., C. Sander:* Pseudomonas aeruginosa Pneumonie bei Neugeborenen. Arch. Kinderheilk. 169 (1963) 138

130 *David, R. B. u. Mitarb.:* Nitrofurantoin sensitivity. Amer. J. Dis. Child. 116 (1968) 418

131 *Disney, M. E. u. Mitarb.:* Staphylococcal pneumonia in infants. Lancet 1956/I, 767

132 *Ebel, K. D., H. Fendel:* The roentgen changes of pneumocystis pneumonia. Progr. Pediat. Radiol. 1 (1967) 177

133 Editorial: Acute infections of the lower respiratory tract in infancy. Lancet 1969/I, 354

134 *Fliegenberg, S. u. Mitarb.:* Migratory pneumonia with eosinophilia associated with sulfonamide administration. Arch. intern. Med. 120 (1967) 85

135 *Foy, H. M. u. Mitarb.:* Epidemiology of mycoplasma pneumoniae infections. J. Amer. med. Ass. 197 (1966) 859

136 *Foy, H. M. u. Mitarb.:* Mycoplasma pneumoniae pneumonia in an urban area. J. Amer. med. Ass. 214 (1970) 1666

137 *Freudenberg, E., W. Tobler:* Die interstitielle Pneumonie der Frühgeburten. Ann. paediat. (Basel) 175 (1950) 185

138 *Gardner, P.:* Virus infections and respiratory disease in childhood. Arch. Dis. Childh. 43 (1968) 629

139 *Giedion, A., P. Hahnloser:* Leukaemie und Riesenzellpneumonie. Helv. paediat. Acta 16 (1961) 730

140 *Goldring, D. u. Mitarb.:* Rheumatic pneumonitis. J. Pediat. 53 (1958) 547

141 *Grumbach, R., P. L. Blondet:* Etude anatomique d'une pneumopathie bulleuse extensive staphylococcique. Arch. franç. Pédiat. 9 (1952) 961

142 *Guignard, J. u. Mitarb.:* Pneumopathies de l'enfant par infection de pétrole. Ann. Pédiat. 16 (1969) 283

143 *Hegglin, R.:* Differentialdiagnose innerer Krankheiten, 11. Aufl., Thieme, Stuttgart 1969

144 *Hitzig, W. H. u. Mitarb.:* Progressive septische Granulomatose. Helv. paediat. Acta 24 (1969) 246

145 *Ivády, G., G. Unger:* Weitere Erfahrungen bei der Behandlung der interstitiellen plasmazellulären Pneumonie mit Pentamidin. Mschr. Kinderheilk. 111 (1963) 297

146 *Kossel, A.:* Interstielle plasmazelluläre Pneumonie beim älteren Kind als Folge langdauernder Kortikosteroidbehandlung. Dtsch. med. Wschr. 87 (1962) 1133

147 *Krech, U., H. Modde:* Untersuchungen über Häufigkeit und Bedeutung von Infektionen mit Mykoplasma pneumoniae. Dtsch. med. Wschr. 91 (1966) 1013

148 *Ludlam, G. B. u. Mitarb.:* Association of Stevens-Johnson syndrome with antibody for mycoplasma pneumoniae. Lancet 1964/I, 958

149 *McNally, W. D.:* Kerosen poisoning. J. Pediat. 48 (1956) 296

150 *Marget, W., H. Fendel:* Pneumonie durch Pseudomonas aeruginosa. In: Handbuch der Kinderheilkunde, Bd. VII, hrsg. von *H. Opitz, F. Schmid;* Springer, Berlin 1966 (S. 195)

150a *Mimica, I. u. Mitarb.:* Lung puncture in the etiological diagnosis of pneumonia. Amer. J. Dis Child. 122 (1971) 278

151 *Morley, D. C.:* Measels in Nigeria. Amer. J. Dis. Child. 103 (1962) 230

152 *Müller, U.:* Überempfindlichkeitsreaktionen der Lunge auf Nitrofurantoin. Schweiz. med. Wschr. 100 (1970) 2206

153 *Nelson, J. D.:* Carbenicillin, a major new antibiotic. Amer. J. Dis. Child. 120 (1970) 382

154 *Nisenbaum, C.:* Varicella pneumonia in children. Helv. paediat. Acta 24 (1969) 212

155 *Pock-Steen, O. C., S. Vestermark:* Roentgenologic changes in primary atypical pneumonia. Acta radiol (Stockh.) 57 (1962) 199

156 *Pryles, C. V.:* Staphylococcal pneumonia in infancy and childhood. Pediatrics 21 (1958) 609

157 *Reinhart, U.:* Erythema exsudat. multif. und andere Komplikationen während einer Epidemie primär atypischer Pneumonien. Schweiz. med. Wschr. 96 (1966) 1027

158 *Rosenow, E. C. u. Mitarb.:* Chronic nitrofurantoin pulmonary reaction. New. Engl. J. Med. 279 (1968) 1258

159 *Rossi, E.:* Die interstitielle Pneumonie der Frühgeburten und jungen Säuglinge. In: Hanbuch der inneren Medizin, Bd. IV/2, hrsg. von *H. Schwiegk;* Springer, Berlin 1956 (S. 1398)

160 *Scott, R. F. u. Mitarb.:* Rheumatic pneumonitis. J. Pediat. 54 (1959) 60

161 *Strauss, W. G., L. M. Griffin:* Nitrofurantoin pneumonia. J. Amer. med. Ass. 199 (1967) 765

162 *Sundermann, A.:* Die Bedeutung der Mykoplasmen für den Menschen. Erg. inn. Med. u. Kinderheilk. 28 (1969) 120

163 *Verger, P. u. Mitarb.:* Les formes graves d'adénoviroses chez l'enfant. Ann. Péd. 17 (1970) 5

164 Verhandlungen 58. Vers. der Dtsch. Ges. f. Kinderheilk. 1959 Mschr. Kinderheilk. 108 (1960) 132

165 *Vischer, D.:* Klinik und Therapie der Mykoplasma pneumoniae Infektionen beim Kind. Kinderchir. Suppl. 8 (1970) 136

166 *Wissler, H.:* Die Staphylokokkenpneumonie des Kindes. Schweiz. med. Wschr. 91 (1961) 385

167 *Wöckel, W.:* Die Infektion mit Pseudomonas aeruginosa. Ergebn. allg. Path. path. Anat. 48 (1967) 102

Tuberkulose

168 *Bentley, F. J. u. Mitarb.:* Tbc in childhood and adolescence. NAPT, London 1954

169 *Bosch, H.:* Über die Prognose der Epituberkulose beim Kinde. Diss., Zürich 1957

170 *Brügger, H.:* Die anatomischen Grundlagen der großen gutartigen Lungenverschattungen bei der kindlichen Primärtbc. Beitr. Klin. Tuberk. 103 (1950) 153

171 *Frischknecht, W.:* Mediastinaler und supraclaviculärer kalter Abszeß nach Hilustuberkulose. Helv. paediat. Acta 5 (1950) 472

172 *Görgényi-Göttche, O.:* Die Tuberkulose der endothorakalen Lymphknoten im Kindesalter. Thieme, Stuttgart und Akadémiai Kiadö, Budapest 1962

173 *Haefliger, E.:* Halbzeit in der Tuberkulose-Bekämpfung. Huber, Bern 1970

174 *Jeune, M. u. Mitarb.:* Les condensations lobaires et segmentaires de la primoinfection tbc de l'enfant. Sem. Hôp. Paris 27 (1951) 33

175 *Lincoln, E. M., E. M. Sewell:* Tuberculosis in children. McGraw-Hill, New York 1963

176 *Schwartz, Ph.:* Einbrüche tuberkulöser Lymphknoten in das Bronchialsystem. Beitr. Klin. Tuberk. 103 (1950) 182

177 *Schweier, P.:* Aetiologische Überlegungen beim Erythema nodosum im Kindesalter. Dtsch. med. Wschr. 93 (1968) 2279

178 *Wissler, H.:* Lungenblähung bei Bronchialdrüsen-Tuberkulose. Helv. paediat. Acta 1 (1945) 147

179 *Wissler, H.:* Aktuelle Probleme der Kindertuberkulose. Thieme, Stuttgart 1958

180 *Wissler, H.:* Stellung und Aufgabe der Chemoprophylaxe im Rahmen der Tuberkulose-Bekämpfung. Bibl. tuberc. (Basel) 20 (1965) 18

Mykosen

181 *Batten, J. C.:* Allergic aspergillosis in cystic fibrosis. Mod. Probl. Pediat. 10 (1967) 227

182 *Campbell, M. J., Y. M. Clayton:* Bronchopulmonary aspergillosis. Amer. Rev. resp. Dis. 89 (1964) 186

183 *Fanconi, G.:* Ein Fall von Lungenaktinomykose im fistulösen Stadium, geheilt durch protrahierte Sulfonamidbehandlung. Schweiz. med. Wschr. 73 (1943) 23

184 *de Haller, R.:* Immunologie des mycoses pulmonaires. Schweiz. med. Wschr. 98 (1968) 1435

185 *de Haller, R.:* Eosinophile Lungeninfiltrate mykotischer Genese. Méd. et Hyg. (Genève) 27 (1969) 637

186 *de Haller, R.:* Mycoses broncho-pulmonaires indigènes-principes de diagnostic. Therap. Umsch. 27 (1970) 28

186a *Koenig, U. D.:* Tödliche bronchopulmonale Candidose bei Frühgeburten. Dtsch. med. Wschr. 96 (1971) 818

187 *Mearns, M. u. Mitarb.:* Precipitating antibodies to aspergillus fumigatus in cystic fibrosis. Lancet 1967/I, 538

188 *Pepys, J.:* Hypersensitivity diseases of the lungs due to fungi and organic dusts. In: Monographs in allergy, Bd. IV, hrsg. von P. Kallos; Karger, Basel 1969

189 *Schwartz, R. H. u. Mitarb.:* Serum precipitins to aspergillus fumigatus in cystic fibrosis. Amer. J. Dis. Child. 120 (1970) 432

190 *Seabury, J. H.:* The mycoses. In: Disorders of the respiratory tract in children, hrsg. von *E. L. Kendig;* Saunders, Philadelphia 1967

190a *Stites, D. P., W. P. Glezen:* Pulmonary nocardiosis in childhood. Amer. J. Dis. Child. 114 (1967) 101

191 *Wegmann, T.:* Pilzerkrankungen der Lunge. In: Handbuch der inneren Medizin, Bd. IV/3, hrsg. von *H. Schwiegk;* Springer, Berlin 1956 (S. 629)

192 *Wegmann, T., H. U. Zollinger:* Akute Lungenaspergillose. Dtsch. med. Wschr. 89 (1964) 344

Diffuse Lungenerkrankungen unbekannter Ätiologie

193 *Bamatter, F. u. Mitarb.:* Un cas de protéinose alvéolaire chez un enfant. Helv. paediat. Acta 21 (1966) 153

194 *Bolens, M. u. Mitarb.:* Evolution d'une pneumonie desquamative interstitielle en fibrose pulmonaire diffuse. Helv. paediat. Acta 26 (1971) 114

195 *Buchta, R. M. u. Mitarb.:* Desquamative interstitial pneumonia in a 7 week old infant. Amer. J. Dis. Child. 120 (1970) 341

196 *Clark, R. B., F. C. Johnson:* Idiopathic pulmonary alveolar microlithiasis. Pediatrics 28 (1961) 650

197 *Clausen, K. P., J. C. Geer:* Hypertensiv pulmonary arteritis. Amer. J. Dis. Child. 118 (1969) 718

197a *Colon, A. R. u. Mitarb.:* Childhood pulmonary alveolar proteinosis. Amer. J. Dis. Child. 121 (1971) 481

198 *Dodge, W. F. u. Mitarb.:* Anaphylactoid purpura, polyarteritis nodosa and purpura fulminans. Pediat. Clin. N. Amer. 10 (1963) 880

199 *Doering, P.:* Die idiopathische Lungenhaemosiderose. Ergebn. inn. Med. Kinderheilk. 14 (1960) 482

200 *Donohue, W. L. u. Mitarb.:* Familial fibrocystic pulmonary dysplasia and its relation to Hamman-Rich syndrome. Pediatrics 24 (1959) 786

201 *Doose, H., C. Benderli:* Beitrag zur Kenntnis der Boeckschen Erkrankung im Kindesalter. Mschr. Kinderheilk. 107 (1958) 218

202 *Dubowitz, L. M. S., V. Dubowitz:* Acute dermatomyositis presenting with pulmonary manifestations. Arch. Dis. Childh. 39 (1964) 293

203 Editorial: Goodpasture's syndrome. Lancet 1970/II, 916

204 *Friedemann, S. u. Mitarb.:* Pulmonary vascular changes complicating ventriculo-vascular shunts for hydrocephalus. J. Pediat. 64 (1964) 305

205 *Georgii, A., K. P. Eymer:* Über alveoläre Lungenproteinose. Ergebn. inn. Med. Kinderheilk. 20 (1963) 258

206 *Glanzmann, E., B. Walthard:* Idiopathische progressive braune Lungeninduration im Kindesalter. Mschr. Kinderheilk. 88 (1941) 1

207 *Harris, P.:* Pathogenesis of pulmonary hypertension. Schweiz. med. Wschr. 100 (1970) 130

208 *Hilton, H. B., J. Rendle-Short:* Diffuse progressive interstitial fibrosis of the lungs in childhood. Arch. Dis. Childh. 36 (1961) 102

209 *Ivemark, B. I., C. G. Wallgren:* Diffuse interstitial pulmonary fibrosis (Hamman-Rich-syndrome). Acta paediat. Supp. 135 (1962) 97

210 *Jasper, P. L., F. W. Denny:* Sarcoidosis in children. J. Pediat. 73 (1968) 499

211 *Kirimlidis, St. C., Ch. Drosos:* Beitrag zur Klinik und Diagnose des Lupus erythematodes im Kindesalter. Helv. paediat. Acta 17 (1962) 259

212 *Koch. I., C. Th. Ehlers:* Primäre Pulmonalsklerose im Kleinkindesalter. Mschr. Kinderheilk. 107 (1959) 483

213 *Lind, J.:* Tuberkulose. In: Lehrbuch der Pädiatrie, 8. Aufl., hrsg. von *G. Fanconi, A. Wallgren.* Schwabe, Basel 1967 (S. 560)

214 *Löffler, W., W. Behrens:* Morbus Boeck. In: Handbuch der inneren Medizin, Bd. IV, hrsg. von *H. Schwiegk;* Springer, Berlin 1956

215 *Midwinter, R. E.* u. Mitarb.: Diffuse interstitial pulmonary fibrosis with recovery. Arch. Dis. Childh. 41 (1966) 295

216 *Mills, E. S., W. H. Mathews:* Interstitial pneumonitis in dermatomyositis. J. Amer. med. Ass. 160 (1956) 1467

217 *Neimann, N.* u. Mitarb.: Proteinose alvéolaire de l'enfant. Presse méd. 76 (1968) 1857

218 *Peterson, R. D* u. Mitarb.: Lupus erythematosus. Pediat. Clin. N. Amer. 10 (1963) 941

219 *Schmid, F.:* Boeck-Besnier-Schaumannsche Krankheit. In: Handbuch der Kinderheilkunde, Bd. V, hrsg. von *H. Opitz, F. Schmid;* Springer, Berlin 1963

220 *Siltzbach, L. E., G. M. Greenberg:* Childhood sarcoidosis. New Engl. J. Med. 279 (1968) 1239

221 *Traissac, M.* u. Mitarb.: Fibrose interstitielle pulmonaire diffuse idiopathique de l'enfant. Arch. franç. Pédiat. 18 (1961) 1321

222 *Weingärtner, L.:* Diffuse interstitielle progressive Lungenfibrose im Kindesalter. Dtsch. med. Wschr. 90 (1965) 511

223 *Wilkinson, R. H.* u. Mitarb.: Pulmonary alveolar proteinosis in 3 infants. Pediatrics 41 (1968) 510

224 *Winnacker, J. L.* u. Mitarb.: Endocrine aspects of sarcoidosis. New Engl. J. Med. 278 (1968) 427

225 *Wissler, H.:* Anaemie bei idiopathischer brauner Lungeninduration, durch Milzexstirpation gebessert. Ann. paediat. (Basel) 169 (1947) 223

226 *Wolf, H. G.:* Die idiopathische Lungenhaemosiderose. Paediat. Prax. 3 (1964) 621

Lungenerkrankungen des Neugeborenen

227 *Avery, M. E.:* The lung and its disorders in the newborn infant. Saunders, Philadelphia 1968

228 *Barnes, N. D.* u. Mitarb.: Effects of prolonged positive-pressure ventilation in infancy. Lancet 1969/II, 1069

228a *Dangel, P.:* Probleme der Beatmung beim Atemnotsyndrom. Anaesthesiologie und Wiederbelebung, 1972, im Druck

229 Editorial: Hyaline membrane disease. Brit. med. J. 1967/I, 1

230 *Giedion, A.:* Beidseitiger Hydrothorax als Ursache schwerster initialer Atemnot des Neugeborenen. Fortschr. Röntgenstr. 102 (1965) 29

231 *Giedion, A.* u. Mitarb.: Angeborene Lymphangiektasie der Lunge. Helv. paediat. Acta 22 (1967) 170

232 *Giedion, A.:* Die Atemnot des Neugeborenen in radiologischer Sicht. Paediat. Paedol. 3 (1967) 201

233 *Gil, J.:* „Surfactant": der Oberflächenfilm der Lungenalveolen. Schweiz. med. Wschr. 89 (1968) 1338

233a *Gregory, G. A.* u. Mitarb.: Treatment of the idiopathic respiratory distress syndrome with continous positive airway pressure. New Engl. J. Med. 284 (1971) 1334

234 *Kloos, K.:* Atemstörungen des Neugeborenen, Morphologie und Pathogenese. Paediat. Paedol. 3 (1967) 213

235 *Moyson, F.* u. Mitarb.: l'adénomatose pulmonaire du nouveau-né. Ann. Chir. infant. 9 (1968) 275

236 *Northway, W. H.* u. Mitarb.: Pulmonary disease following respirator therapy of hyaline membrane disease. Bronchopulmonary dysplasia. New. Engl. J. Med. 276 (1967) 357

236a *Oliver, T. K.:* Positive transpulmonary airway pressure. Pediatrics 48 (1971) 175

237 *Rudolph, A. J.* u. Mitarb.: Clinical diagnosis of respiratory difficulties in the newborn. Pediat. Clin. N. Amer. 13 (1966) 669

238 *Rupprecht, E.:* Pneumothorax des Neugeb. Paediat. Prax. 7 (1968) 225

239 *Shmerling, D., E. Glatthaar:* Ein Fall von geheilter konnataler Listeriose. Helv. paediat. Acta 17 (1962) 56

239a *Sundell, H.* u. Mitarb.: Studies on infants with type II respiratory distress syndrome. J. Pediatr. 78 (1971) 754

240 Symposium über Atemstörungen des Neugeb., Wien 14. Nov. 1966 Paediat. Paedol. 3 (1967) 113

240a *Taylor, P. M.* u. Mitarb.: Benign unexplained respiratory distress of the newborn infant. Pediat. Clin. N. Amer. 18 (1971) 975

241 *Weisser, K.:* Zur Pathophysiologie des „Respiratory distress syndrome". Ann. paediat. (Basel) 200 (1963) 81

242 *Willi, H.:* Lungenerkrankungen des Neugeborenen. In: Lehrbuch der Röntgendiagnostik, Bd. IV/2, hrsg. von *H. R. Schinz, E. Baensch, W. Frommhold, R. Glauner, E. Vehlinger, J. Wellauer;* Thieme, Stuttgart 1971

243 *Willich, E. W.:* The roentgenologic appearance of pulmonary listeriosis. Progr. pediat. Radiol. 1 (1967) 160

244 *Wilson, M. G., V. G. Mikity:* A new form of respiratory disease in premature infants. Amer. J. Dis. Child. 99 (1960) 489

Erkrankungen der Pleura

245 *Bachmann, K. D.:* Pleura-Empyem. In: Handbuch der Kinderheilkunde, Bd. VII, hrsg. von *H. Opitz, F. Schmid.* Springer, Berlin 1966

246 *Feldmann, R., D. S. Gromisch:* Acute suppurative mediastinitis. Amer. J. Dis. Child. 121 (1971) 79

247 *Kelly, M. L., H. R. Butt:* Chylous ascites: An analysis of its etiology. Gastroenterology 39 (1960) 161

248 *Nathorst, H.:* The prognosis of exsudative pleuresy in children. Acta tuberc. scand. Suppl. 17 (1948)

249 *Rothen, L. B.:* Traitement des antibiotiques de l'empyème de l'enfant. Diss., Zürich 1961

250 *Wallgren, A.:* Primary tbc. infection in childhood. Amer. J. Dis. Child. 61 (1941) 577

251 *Waterhouse, C.* u. Mitarb.: Studies on the nature and origine of pseudochylous ascites. Trans. Ass. Amer. Phycns 71 (1958) 312

Sachverzeichnis